病毒性肝炎与中医辨证论治

孙晓慧　主编
刘中景　主审

科学技术文献出版社
SCIENTIFIC AND TECHNICAL DOCUMENTATION PRESS

·北京·

图书在版编目（CIP）数据

病毒性肝炎与中医辨证论治/孙晓慧主编．—北京：科学技术文献出版社，2015.12（2017.8重印）

ISBN 978-7-5189-0903-2

Ⅰ.①病…　Ⅱ.①孙…　Ⅲ.①病毒性肝炎—辨证论治　Ⅳ.①R259.126

中国版本图书馆 CIP 数据核字（2015）第 305443 号

病毒性肝炎与中医辨证论治

策划编辑:薛士滨　责任编辑:薛士滨　吕海茹　责任校对:赵　瑷　责任出版:张志平

出　版　者	科学技术文献出版社	
地　　　址	北京市复兴路 15 号　邮编　100038	
编　务　部	（010）58882938，58882087（传真）	
发　行　部	（010）58882868，58882874（传真）	
邮　购　部	（010）58882873	
官 方 网 址	www.stdp.com.cn	
发　行　者	科学技术文献出版社发行　全国各地新华书店经销	
印　刷　者	虎彩印艺股份有限公司	
版　　　次	2015 年 12 月第 1 版　2017 年 8 月第 3 次印刷	
开　　　本	850×1168　1/32	
字　　　数	210 千	
印　　　张	7.375	
书　　　号	ISBN 978-7-5189-0903-2	
定　　　价	36.00 元	

前　言

病毒性肝炎对人体健康造成的危害是极大的。

已知病毒性肝炎可以进展为肝硬化、肝癌，病情恶化还可以导致肝功能衰竭甚至死亡。其对人体健康的危害主要表现在：①由于肝炎病毒持续复制的特点，导致肝炎病情反复发作，从而使患者生命质量不断下降；②肝炎、肝硬化失代偿出现的多种并发症以及肝功能衰竭症状，如肝腹水、肝昏迷、消化道出血、严重的消化道功能障碍等，带给患者极大的痛苦与恐惧；③病毒性肝炎导致的死亡。据报道我国每年死于肝硬化、肝癌等病毒性肝炎相关疾病的人数达30余万例。另一方面，病毒性肝炎给患者本人精神上及其家庭生活带来的压力亦是巨大的。首先是因为疾病的传染性特点，使患者不易被周围人群所接纳，甚至被歧视，进而影响到生活的诸多方面，如升学、就业、恋爱和婚姻等；其次是常年反复治疗所花费的医疗费用，给患者经济上带来巨大的负担，甚至导致生活上的贫困。上述情况会造成患者极大的心理压力，导致自卑、孤独、抑郁、焦虑等心理障碍。

病毒性肝炎迄今尚无根本的治疗方法。

中医治疗病毒性肝炎的疗效是确切的，但是，目前临床上并没有体现出中医治疗上的优势，以至于许多人对此持怀疑态度，原因何在？

笔者认为首先是没有掌握好中医辨证施治的精神，而在临床上照搬西医的理论和"现代研究"来指导中药的应用，采用对号入座的方式，简单地用某某中药去降酶、退黄、保肝、抗病毒等。如此不加辨证地使用中药，将原本复杂的治疗过程简单化，当然得不到好的疗效。其次，一些业内人士专业造诣既不深，又缺乏对病毒性肝炎相关知识的系统学习，缺乏严谨的治学态度，好大喜功，亦是治不好肝病的。

临床实践证明，中医药在病毒性肝炎的急性期，肝硬化、肝衰竭期均有明显的治疗优势，能够在一定程度上控制病情，缓解或消除症状，降低病死率。对西医药治疗效果不好的一些并发症，如顽固性肝硬化腹水、中毒性肝膨胀、肝性脑病、肝性肾衰等等，通过中医的辨证治疗，往往可以取得显著的疗效。另外，中医治疗具有给药途径多样、方法灵活、简单易行等优点，从而能够很好地弥补单纯西医治疗的不足。

中西医结合或将是病毒性肝炎的治疗方向。

《病毒性肝炎与中医辨证论治》一书大致分为三个部分。第一部分全面介绍了病毒性肝炎的专业知识、临床体会及学术进展；第二部分为病毒性肝炎的中医治疗，是本书的重点部分，经过大量的临床经验及临证体会，突出中医辨证治疗的优势与治疗效果，不尚空谈，讲究实际，切近临床；第三部分是我们近年来就病毒性肝炎药中医药理及临床研究记录。

本书的出版若能对中医治疗病毒性肝炎有所启发和帮助，则不胜欣慰。

本书在编写过程中得到我的老师刘中景博士悉心指导，并无私地将其多年来的临床经验悉数传授，在此表示衷心的感谢！

孙晓慧
二〇一五年十月

目 录

第一篇 病毒性肝炎概况

第二篇　病毒性肝炎的中医辨证治疗

第三篇　病毒性肝炎中医药理学研究现状

第 一 篇

病毒性肝炎概况

第一章　甲型病毒性肝炎

一、甲型肝炎病毒（HAV）

甲型肝炎病毒属于嗜肝 RNA 病毒，能耐受 60℃高温 30 分钟，对常用消毒剂也有相对较高的耐受性。

甲型肝炎病毒主要在肝细胞内复制，通过胆汁从粪便排出。甲型肝炎病毒经口感染后，潜伏期末已从粪便大量排毒，起病后第 5 周一般已停止排毒。甲型肝炎病毒的病毒血症时间短暂，病毒含量不高，不易被检出。血液中的甲型肝炎病毒主要出现于黄疸发生之前 14~21 日，持续至黄疸出现为止，在此期间患者的血液有传染性，黄疸发生后患者血液通常无传染性。甲肝病毒一般不存在慢性携带状态。

甲型肝炎病毒最敏感的宿主是人类，感染后表现可为亚临床或临床感染，至暴发性肝炎死亡，临床跨度很大。

甲型肝炎病毒细胞培养已成功，发展灭活疫苗或减毒活疫苗亦已成功，提供有效的自动免疫保护，获得重大成绩，正在推广应用。

甲型肝炎病毒抗体是甲型肝炎病毒的特异性抗体，分别是抗 – HAV IgM 和抗 – HAV IgG。抗 – HAV IgM 在甲型肝炎病毒感染的早期出现，通常在血清中持续存在 3~6 个月（偶尔可达 1 年以上），然后逐步被抗 – HAV IgG 取代。以后即使再次暴露于甲型肝炎病毒，通常亦不能激发抗 – HAV IgM 的再次上升。抗 – HAV IgM 阳性可以确定为近期或现症甲型肝炎病毒感染，是甲型肝炎病毒感染最有价值的标志，临床上常用于确定甲型肝炎的诊断。抗－HAV IgG 出现也较早，但在恢复期逐步发展达高峰，在血清中长期持续存在，抗－HAV IgG 具有中和抗体的活性，属于保护性抗体，血清中检出抗－HAV IgG 反映甲型肝炎病毒的过去感染，人体对甲型肝炎病毒已具免疫保护力。

二、甲型肝炎的传染源和传播途径

甲型肝炎病毒感染者（包括患者及隐性感染者）是主要传染源。甲型肝炎罕有慢性病者，亦未发现慢性病毒携带者，作为传染源的可能不大。一般认为甲型肝炎患者在发病前 2 周至起病后 1 周的传染性最大，起病 30 天后，传染性一般已很低或无传染性。

粪—口途径是甲型肝炎传播方式，以日常生活接触型传播为主，常常是散发病例的主要传播途径；水或食物受污染亦是重要的传播方式，甚至可引起流行暴发，尤其水生贝壳类食物引起的流行或散发病例，屡有发生。1988 年上海市由于食用受粪便所污染的毛蚶而引起新中国成立以来最大的一次甲型肝炎流行，在 4 个月内共发生 31 万例；2007 年贵州息烽县九庄镇几所中小学共 77 名学生感染甲肝，感染源初步判断为水污染；2008 年 4 月，由于饮用污染桶装水导致贵阳暴发甲肝疫情，共确诊甲肝患者 299 人，经调查，由于该地区连日阴雨、地表水下渗，导致贵阳南明竹源天然矿泉水有限公司的水源受到污染，加之在生产过程中消毒不严，成品桶装水达不到卫生标准，从而导致甲肝疫情。

人对甲型肝炎病毒普遍易感。感染后（包括隐性感染）血清中出现保护性抗体（抗－HAV IgG）。在甲肝流行地区，由于绝大多数成年人血清中都含有抗－HAV IgG 抗体，并可通过胎盘从母体传给胎儿，因而 6 个月以下的婴儿由于先天性被动免疫而不易感染甲型肝炎病毒。6 个月龄后，血清中抗 - HAV 逐渐消失而成为易感者，故在流行地区甲型肝炎的发病集中于幼儿。随着年龄的增长，由于隐性感染，血中检测出抗 - HAV 的人数逐渐增多，易感性也随之下降，故甲型肝炎的发病率也随着年龄增长而下降。我国各地成人血清中抗 - HAV 阳性率一般都在 50% 左右，易感性低于青少年儿童。

甲型肝炎病后免疫一般认为可维持终身。

我国各地终年均有甲型肝炎病例发生，尤以冬春季为多。散发病例不断出现，时有暴发流行。

三、甲型肝炎的临床表现

甲型肝炎大多为急性肝炎，主要影响儿童与青壮年，发病率随年龄的增高而下降。

急性甲型肝炎的潜伏期平均为 30 天（15 ~ 45 天）。

起病突然，临床症状显著，病情经过较典型，可分为三个期，总病程 2 ~ 4 个月。

（一）黄疸前期

起病急，有畏寒、发热、全身乏力、食欲不振、厌油、恶心、呕吐、腹痛、肝区痛、腹泻、尿色逐渐加深如浓茶状。少数病例以发热、头痛、上呼吸道症状为主要表现。本期为 1 ~ 21 天，平均 5 ~ 7 天。

（二）黄疸期

自觉症状可有所好转，发热减退，但尿色继续加深呈红赤色，巩膜、皮肤出现黄染，约于 2 周内达高峰。可有大便颜色变浅、皮肤瘙痒、心动过缓等梗阻性黄疸表现。肝肿大至肋下 1 ~ 3cm，有充实感，有压痛及叩击痛。部分病例有轻度脾肿大。本期持续 2~6 周。

（三）恢复期

黄疸逐渐消退，症状减轻以至消失，肝、脾回缩，肝功能逐渐恢复正常。本期持续 2 周~4 个月，平均 1 个月。

成人的甲型肝炎临床症状较重，其临床表现有如下特点。

1. 起病时绝大多数患者有发热，体温多在 38~39℃，平均发热 3 天；伴有恶心、呕吐、腹泻等。许多患者及医生易将其误作感冒，而应用抗炎、退热的药物来治疗，导致肝脏损伤进一步加重、甚至病情危重的病例也不在少数。

2. 90% 以上的患者有黄疸，而血清谷丙转氨酶（ALT）多在 400~1000U/L 以上。

3. 若原为乙型肝炎患者，患甲型肝炎后可使病情加重甚至出现肝衰竭。

4. 妊娠合并甲型肝炎，并不能使甲型肝炎病情恶化，不出现母婴传播，对孕妇、分娩过程、胎儿很少造成不良影响。

四、甲型肝炎的治疗

一旦患有甲型肝炎，应保证卧床休息；宜清淡饮食，禁食鱼虾等海产品，少吃油腻，可以多吃一些凉性水果及干净蔬菜。有助于病情恢复。

药物治疗以保肝、降酶、退黄为原则（具体治疗药物见"乙肝"部分内容）。对于病情控制不理想，而又无其他禁忌证者，可以短期内应用皮质激素（一般地塞米松每天 5mg 静脉推注或点滴给药，用药时间在 10 天左右）。

甲型肝炎若治疗及时，大多数患者于 3 个月内恢复健康，预后良好，无慢性病例发生。

第二章　关于乙型病毒性肝炎

一、HBV DNA 和"乙肝五项"的解读

（一）HBV DNA

是直接反映乙肝病毒感染的标志。它反映乙肝病毒复制情况或复制水平（数量），主要用于慢性乙肝病毒感染的诊断、血清HBV DNA 及其水平的监测，以及抗病毒的疗效评估。

血清 HBV DNA 阳性，表明乙肝病毒有活动性复制。其数量的多少与其复制水平和传染性的大小成比。

在慢性乙肝病毒感染时，整合到人体肝细胞基因组中，称为整合型 HBV DNA。

（二）HBsAg 与 HBsAb（抗 HBs）

HBsAg 与 HBsAb，主要是为了确定有没有乙肝病毒感染、现症感染还是过去感染、是否是易感者。

HBsAg 阳性表明存在现症乙肝病毒的感染；抗 HBs（HBsAb）为保护性抗体，其阳性表示对乙肝病毒有免疫力，见于乙型肝炎康复及接种乙型肝炎疫苗者；HBsAg 转阴而抗 HBs 转阳，叫作HBsAg 血清学转换。

HBsAg 是乙肝病毒感染最常用、最重要的指标。

虽然血清中 HBsAg 阳性并不一定意味着乙型肝炎这种疾病已经存在、也不能反映其传染性的强弱，但是，一般在血液中检

出 HBsAg，就应考虑是乙型肝炎病毒现存感染的标志，而且应视作有传染性。HBsAg 检测的目的，主要在于发现乙肝病毒感染者，这在防治工作中有重要价值。

抗 HBs 是针对 HBsAg 的特异性抗体，属保护性抗体。血清中抗 HBs 阳性，反映过去感染过乙肝病毒，现已对乙肝病毒具有了免疫力。检测抗 HBs 的目的，在于确定是否对乙肝病毒感染有免疫能力、考核乙肝疫苗接种后的免疫应答效果。

（三）HBeAg 与 HBeAb（抗 HBe）

HBeAg 阳性可作为乙肝病毒复制和传染性高的标志；抗 HBe 阳性表示乙肝病毒复制水平低；HBeAg 转阴而抗 HBe 转阳，叫作 HBeAg 血清学转换。

HBeAg 一般只出现在 HBsAg 阳性的血清；HBeAg 的清除一般也早于 HBsAg。临床上，在 HBeAg 清除前，经常会出现血清转氨酶上升、慢性肝炎的表现有短期加剧，称为"免疫激活"现象，多见于应用抗病毒药物（如干扰素）治疗有效和慢性乙肝的急性发作期。HBeAg 的转阴不一定都是乙肝病毒感染消失或复制停止，也可能只是提示病情处于隐伏期、乙肝病毒仍然保持低水平复制。乙肝病毒前 C 区基因发生突变时，HBeAg 可为阴性，但病毒仍在活动性复制，甚至病情加重。有一些"小三阳"患者（HBsAg 阳性，HBeAb 阳性，HBcAb 阳性），HBV DNA 是阳性的，而且血清转氨酶持续或反复异常，说明慢性肝病的病情仍在发展，可能与乙肝病毒变异株的感染有关。

抗 HBe 是 HBeAg 的特异性抗体。抗 HBe 阳转提示乙肝病毒进入低复制期或非复制期，而并非乙肝病毒的感染已经康复或传染性消失。抗 HBe 长期存在时，提示 HBV DNA 已经和宿主（人）肝细胞 DNA 整合，并长期潜伏下来。

在急性乙型肝炎或慢性乙型肝炎急性发作期，许多患者的抗

HBe 在 HBeAg 转阴之后与抗 HBs 同时出现，表示乙肝病毒复制减少或乙肝病毒已被彻底清除。

HBeAg 血清学转换与 HBV DNA 的转阴，是乙型肝炎抗病毒治疗效果评价的重要指标。

（四）HBcAg 与 HBcAb（抗 HBc）

HBcAg 作为病毒复制与反映传染性的指标，在临床应用中远不及 HBeAg 与 HBV DNA 那样广泛，由于种种原因，尤其是技术上的问题，不作为临床检测与参考指标。

在急性乙肝病毒感染早期，抗 HBc 已开始上升，抗 HBcIgM 与抗 HBcIgG 两种类型均可检出。随着病程进展，抗 HBcIgM 一般在 6~12 个月内效价显著下降，而抗 HBcIgG 逐渐上升，持续存在相当长时间。

抗 HBcIgM 阳性提示乙肝病毒复制，多见于乙型肝炎急性期；抗 HBc 总抗体主要是抗 HBcIgG，只要感染过乙肝病毒，无论病毒是否被清除，此抗体均为阳性。

在 HBsAg 未能检出情况下，抗 HBcIgM 对诊断乙型肝炎病毒感染十分重要；而抗 HBcIgG 在乙肝病毒感染早期出现，长期持续存在，对乙肝病毒感染经过的诊断十分重要。

人群中有一部分人"单项"抗 HBc 阳性。这些人可能属于低水平乙肝病毒感染，未能检出 HBsAg；其中一些单项抗 HBc 阳性者，则可能属于过去感染，因各种原因，血清中的抗 HBs 未能检出。

二、乙肝病毒基因和乙肝病毒基因变异

完整的乙肝病毒颗粒分为"包膜"与"核心"两部分。"包膜"上的蛋白质亦即乙肝表面抗原（HBsAg），其本身并无传染性；"核心"部分含有环状双股 DNA、DNA 聚合酶（DNAP）、

核心抗原（HBcAg）和 e 抗原（HBeAg），是病毒复制的主体，具有传染性。

乙肝病毒基因组又叫作 HBV DNA，为双股环状 DNA 链，分为长的负链（L）和短的正链（S）。在长链上有 4 个开放的读码区（即 S、C、P、X 区）。S 区（又分为前 S1 和前 S2 区）编码 HBsAg；C 区编码 HBcAg、前 C 区编码 HBeAg；P 区编码 DNAP；X 区编码 X 抗原（HBxAg），与病毒复制和细胞癌有关，在血中不易测到。

乙肝病毒基因可发生变异。例如前 C 区变异时，由于不能表达 HBeAg，此时尽管血液中 HBeAg 呈阴性，仍然存在病毒复制与传染性以及肝炎的进展；S 区基因变异则可导致隐匿性乙肝病毒感染，表现为血清中 HBsAg 为阴性，但血清和（或）肝组织中 HBV DNA 为阳性，表示仍然存在乙肝病毒的低水平复制；而 YMDD 变异，则是乙肝病毒在药物作用下的一种选择性变异，如对核苷类抗病毒药物耐药。

变异株的产生是一种免疫逃避现象，可能是病毒生物学的一种特性、一种进化过程，从而使病毒能够繁殖和生存下来。

三、对"乙肝病毒携带者"概念的认识

世界各地学术组织对"乙肝病毒携带者"的概念认识并不一致，容易误导广大肝病患者。

欧洲肝病协会和美国肝病协会将"乙肝病毒携带者"定义为"非活动性 HBsAg 携带状态"。具体是指：①"乙肝小三阳"（HBsAg 阳性、抗 HBe 阳性、HBeAg 阴性）；②HBV DNA 阴性或检测不到；③转氨酶正常；④肝组织没有发现或只有轻微炎症改变。

从大量的临床病例观察，上述患者乙肝病情进展极其缓慢或很少发病，病情逐年加重者少见，短期内进展为肝硬化者亦不多

见。由于其大多数患者长期表现出一种相对健康的状态，所以容易被通俗地称之为"健康携带者"或"健康带菌者"。

中国慢性乙型肝炎防治指南将"携带者"定义了两个概念。其中"非活动性 HBsAg 携带者"与欧洲和美国的肝病协会的认识完全相同；此外，又提出了"慢性乙肝病毒携带者"的概念。其内容是：①HBsAg 和 HBeAg 均为阳性；②HBV DNA 阳性；③ALT 和 AST 均在正常范围；④肝组织学检查一般无明显异常。

实际上，国内防治指南"慢性 HBV 携带者"这种情况，是乙肝病毒感染自然过程中最初期的免疫耐受期。免疫耐受期的特点是乙肝病毒复制活跃、血清 HBsAg 和 HBeAg 阳性、HBV DNA 载量高（$> 10^5$ 拷贝/毫升）。由于亚洲人群 HBeAg 阳性者的初次发病年龄多在 20～40 岁，所以在初次发病之前，患者的转氨酶水平是正常的。严格意义上讲，此类情况不应为"携带者"，而应定性为慢性乙型肝炎患者。因为从临床观察看，此类患者大多具以下特点：①有慢性乙型肝炎的症状表现，如肝区不适、乏力、腹胀等；②病情进展呈隐匿性。虽然肝功能表现正常，但 B 超结果有肝组织轻、中度损伤，部分患者有肝硬化表现，少数确诊为肝癌；③常见肝掌、肝病面容体征。

笔者认为，对"携带者"的认识，应以欧洲和美国肝病协会的提法较为严格；而不能因为肝功或转氨酶指标正常，就把"大三阳"、HBV DNA 载量高者也称为"携带者"。后者是乙肝病毒感染的免疫耐受期，而乙肝病情呈"隐匿性"进展状态，这些患者就是慢性乙型肝炎患者。

四、乙型肝炎的自然进程

人感染乙型肝炎病毒后，病毒持续 6 个月仍未被清除者称为慢性乙型肝炎病毒感染。感染时的年龄是影响慢性化的最主要因素。在围生（产）期和婴幼儿时期感染乙型肝炎病毒者中，分别有 90% 和 25% ~ 30% 将发展成慢性感染。其乙型肝炎病毒感染的自然进程一般可分为 3 期，即免疫耐受期、免疫清除期和非活动或低（非）复制期。免疫耐受期的特点是乙型肝炎病毒复制活跃，血清 HBsAg 和 HBeAg 阳性，HBV DNA 滴度较高（> 10^5 拷贝/毫升），血清丙氨酸氨基转移酶（ALT）水平正常，肝组织学无明显异常。免疫清除期表现为血清 HBV DNA 滴度 > 10^5 拷贝/毫升，但一般低于免疫耐受期，ALT/AST（天门冬氨酸氨基转移酶）持续或间歇升高，肝组织学有坏死炎症等表现，此期的年龄一般在 20 ~ 40 岁。非活动或低（非）复制期表现为 HBeAg 阴性，抗 HBe 阳性，HBV DNA 检测不到（PCR 法）或低于检测下限，ALT/AST 水平正常，肝组织学无明显炎症。

在青少年和成人期感染乙型肝炎病毒者中，仅 5% ~ 10% 发展成慢性，一般无免疫耐受期，早期即为免疫清除期，表现为活动性慢性乙型肝炎；后期可为非活动或低（非）复制期，肝脏疾病缓解。无论是围生（产）期和婴幼儿时期，或是在青少年和成人期感染乙型肝炎病毒者，在其非活动或低（非）复制期的乙型肝炎病毒感染者中，部分患者又可再活动，出现 HBeAg 阳转；或发生前 C 或 C 区变异，乙型肝炎病毒再度活动，但 HBeAg 阴性，两者均表现为活动性慢性乙型肝炎。

儿童和成人 HBeAg 阳性慢性乙型肝炎患者中，于 5 和 10 年后发展为非活动或低（非）复制期的比例分别为 50% 和 70%。在我国和亚太地区对非活动或低（非）复制期慢性乙型肝炎病毒感染者自然史的研究尚不充分，但有资料表明，这些患者可有肝炎反复发作。

对一项 684 例慢性乙型肝炎的前瞻性研究表明，慢性乙型肝炎患者发展为肝硬化的估计年发生率为 2.1%。另一项对 HBeAg 阴性慢性乙型肝炎进行平均 9 年（1 ~ 18.4 年）随访，进展为肝硬化和 HCC（原发性肝细胞癌）的发生率分别为 23% 和 4.4%。

发生肝硬化的高危因素包括病毒载量高、HBeAg 持续阳性、ALT 水平高或反复波动、嗜酒、合并 HCV、丁型肝炎病毒或 HIV 感染等。HBeAg 阳性患者的肝硬化发生率高于 HBeAg 阴性者。

慢性乙型肝炎患者中，肝硬化失代偿的年发生率约 3%，5 年累计发生率约 16%。慢性乙型肝炎、代偿期和失代偿期肝硬化的 5 年病死率分别为 0~2%、14%~20% 和 70%~86%。其影响因素包括年龄、血清白蛋白和胆红素水平、血小板计数和脾肿大等。自发性或经抗病毒治疗后 HBeAg 血清学转换，且 HBV DNA 持续转阴和 ALT 持续正常者的生存率较高。

HBV 感染是 HCC（原发性肝细胞癌）的重要相关因素，HBsAg 和 HBeAg 均阳性者的 HCC 发生率显著高于单纯 HBsAg 阳性者。肝硬化患者发生 HCC 的高危因素包括男性、年龄、嗜酒、黄曲霉素、合并 HCV 或 HDV 感染、持续的肝脏炎症、持续 HBeAg 阳性及 HBV DNA 持续高水平（$\geq 10^5$ 拷贝／毫升）等。在 6 岁以前受感染的人群中，约 25% 在成年时将发展成肝硬化和 HCC。但有少部分与乙肝病毒感染相关的 HCC 患者无肝硬化证据。HCC 家族史也是相关因素，但在同样的遗传背景下，乙型肝炎病毒载量更为重要。

五、乙型肝炎的发病机制

乙型肝炎的发病机制十分复杂，目前仍未完全阐明。

乙型肝炎的肝细胞损害主要由于机体的免疫反应所致，但又不排除由病毒本身引起细胞损伤的可能性。

在急性自限性乙肝病毒感染时，由于受感染的肝细胞膜上存在 HBcAg 抗原和 HLA-1 抗原（1 类组织相容性抗原）的双重表达，而被细胞毒性 T 细胞（$CD_8 + T$）通过双重识别作用而导致肝细胞溶解；与此同时，辅助 T 细胞（$CD_4 + T$）被激活，并反过来促进 B 细胞释放抗-HBs 而达到清除乙肝病毒的效果。

这也就是为什么临床上大多数急性乙肝患者能够将乙肝病毒彻底清除的原因。

乙型肝炎慢性化的发生机制尚未充分明了，但有证据表明，免疫耐受是关键因素之一。由于 HBeAg 是一种可溶性抗原，HBeAg 的大量产生可能导致免疫耐受。

乙肝病毒感染如发生于免疫功能健全者，免疫应答常呈一过性的肝细胞坏死，受感染的肝细胞溶解，病毒被清除，疾病表现为急性自限性肝炎。如发生于特异性免疫应答亢进的个体，由于强烈的 T 细胞毒性作用或特异性抗体异常的早期应答而导致 Arthus 反应（过敏反应），均可导致大量肝细胞破坏，加上各种继发性因素参与，病情可发展成暴发性肝炎（重型肝炎）。如乙肝病毒感染者抗病毒功能不健全及免疫调节紊乱的个体，则只有部分肝细胞受破坏，病毒持续复制，使感染过程慢性化，临床上表现为慢性肝炎。

六、乙型肝炎的传染源与传播途径

乙肝病毒的传播途径多样化，传播因素复杂。

我国乙肝病毒携带者数量庞大，这些携带乙肝病毒者均是乙型肝炎的主要传播源，包括无症状携带者、急性或慢性乙肝患者。其传染性标志主要有血清 HBeAg、HBV DNA、DNAP（DNA 多聚酶）等，这些标志反映体内有活跃的病毒复制，因而也反映较强的传染性。其传播途径主要通过日常生活密切接触水平传播，如集体生活内的传播与家庭聚集性传播。

血液（与体液）传播是乙型肝炎传播的最经典的途径。输血或血制品、使用的注射器及针头、手术器械、针灸针、采血针等如果受到污染的话，就会造成传播，即使是微量的污染血液，如随上述血制品或医疗器具进入易感者体内，就有感染的可能性。

静脉内注射毒品、修脚、文身、打耳环孔等也是传播乙肝的重要途径。

母婴垂直传播，包括经胎盘、分娩、哺乳、喂养等方式所引起的感染，也是我国乙型肝炎传播的极为重要的方式，据统计，约有30%的乙肝病毒感染源自围产期母婴传播。

性接触也是乙肝病毒的一种重要传播方式，可通过唾液、精液和阴道分泌物传播。

日常生活的密切接触也是乙型肝炎的一种传播方式，表现在家族聚集现象和集体生活内的被感染者。

长年的临床工作中发现，经常在外面就餐的人群，如大、中学生，机关工作人员，公司白领，打工一族等，感染乙肝病毒者亦不在少数，可能与食品卫生有密切关系。

此外，乙肝病毒亦可在父亲与子女之间传播。据日本《医学病毒学杂志》2007年7月份期刊介绍，通过分子水平研究证据表明，乙肝病毒在父亲与子女之间的传播是一个重要途径，并强烈建议"尽快重新审查目前关于乙肝病毒在儿童中的传播途径和预防措施"。

七、易感性与免疫力

人类对乙型肝炎病毒普通易感。

我国乙肝病毒高度流行区，虽然经过乙肝疫苗接种的预防，但估计HBsAg阳性率在人群中仍然不低于10%。男性高于女性，少年儿童高于成年人，南方高于北方，沿海地区高于内地，农村高于城市。

新生儿通常不具有来自母体的先天性抗体（即抗－HBs），因而普遍易感。随着年龄的增长，通过隐性感染获得免疫的比例亦随之增加，至30岁以后，我国接近半数的人可以检出抗－HBs，故乙肝病毒感染多发生于婴幼儿及青少年。接近中年以后，除少数易感者（约占 1%）以外，大多数已经获得免疫力而不易被乙肝病毒所感染，处于这个年龄的人可不必再注射乙肝疫苗，亦不必担心被乙肝患者所传染。

八、乙肝病毒与肝细胞癌（HCC）

（一）乙肝病毒与肝癌

近年来肝癌发病率在很多国家呈上升趋势，2007 年全球估计有 71 万新增病例，其中 55% 发生在中国。已知的肝癌危险因素包括乙肝病毒和丙肝病毒感染、黄曲霉素暴露及嗜酒等。但在我国，肝癌的发生多与乙肝病毒的慢性感染有关。

有研究表明，HBsAg 和 HBeAg 均为阳性者，其发生肝癌的相对危险，是单纯 HBsAg 阳性的 6 倍。而关于 HBV DNA 血清水平与肝细胞癌之间的关系，中国台湾大学的一项人群前瞻性队列研究的结论认为：乙肝病毒感染者的 HBV DNA 水平是肝细胞癌（HCC）发生危险的强烈预测指标。肝细胞癌的发生危险随着 HBV DNA 水平的升高而增加，并认为：肝细胞癌的危险度在 HBV DNA 为 10^4 拷贝/毫升时开始增加，而 HBV DNA 水平 $\geq 10^6$ 拷贝/毫升者的危险度是前者的 5 倍。

青岛市传染病医院 2006 年住院患者中，共查出肝癌患者 51 人，占该年度肝炎住院患者总数的 1.12%。仅从该数据分析，其中，除了 1 例丙型肝炎和 4 例病毒学指标全部阴性外，其余的均为乙肝病毒感染者，提示肝癌除主要与乙肝病毒感染有密切关系外，可能还存在其他影响肝癌发生的因素。51 例肝癌患者中，男性 42 人，占 82.35%；女性 9 人，占 17.6%，说明男性发病比女性要高。有乙肝家族史的 15 人，占 29.41%，说明有乙肝家族史者在肝癌的发病中可能占有较大比重。有肝硬化病史者 35 人，占 68.62%，说明肝硬化者发生肝癌的比例极高。饮酒也可能是肝癌发生的危险因素之——有饮酒史者 20 人，占 39.21%。从血清 HBV DNA 载量水平与肝细胞癌之间的关系来看，51 例肝癌患者中，HBV DNA≥10^6 拷贝/毫升者有 19 人，占 37.25%；10^4~10^5 拷贝/毫升之间者 14 人，占 27.45%；10^3 拷贝/毫升 4 人，占 7.84%。也说明肝细胞癌的发生危险随 HBV DNA 水平的升高而增加。

值得思考的是，在全部 51 例肝癌患者中，病毒学指标为"小三阳"者有 41 人之多，占 80.39%。可能是肝癌发生时，HBV DNA 与宿主肝细胞整合，从而逃避免疫监视的一种表现。

乙肝病毒感染可以不经过肝硬化而直接导致肝癌，使得我们在临床上经常遇到许多乙肝病毒相关性肝癌患者明显年轻化现象。笔者在临床上遇到最年轻的肝癌患者为一 17 岁的男性，广东韶关人。自述：其父母均无肝炎病史。本人于 2003 年 5 月 9 日查体发现为"乙肝大三阳"，HBV DNA 3.254×10^7 拷贝/毫升，血清转氨酶和黄疸指标正常，碱性磷酸酶（AKP）和谷氨酰转肽酶（GGT）指标分别 225U/L 和 161U/L，AFP（甲胎蛋白）38μg/L。平日感乏力。查体有轻微肝掌。在以后的几次复查中，偶有转氨酶和黄疸轻微异常（ALT 51~66U/L，TBIL 23μmol/L±）。2003 年 12 月 7 日复查，AFP 为 101μg/L，MRI 检查提示肝硬化结节；2004 年 5 月 10 日 B 超检查提示：肝硬化、脾大、右肝后叶见 3×2cm 低回声区；2004 年 10 月先后经北京 302 医院和广州中山医院确诊为肝癌而行手术治疗。

该病例提示：①乙型肝炎的病情进展可以呈隐匿性，即在肝功能（转氨酶和黄疸）正常或相对正常的情况下，乙肝病情仍然可以进展为肝硬化或肝癌；②除免疫损伤的机制外，乙肝病毒本身可能直接导致肝组织的损伤或坏死；③乙肝病毒为"大三阳"且 HBV DNA 为阳性者，尽管血清 ALT 和 AST 表现正常，仍然有肝组织损伤和病情进展的存在，所以不应称这些患者为

"携带者"，而应将其定性为慢性乙肝患者。

（二）乙肝病毒导致肝癌的机制

乙肝病毒导致肝癌的机制十分复杂，至今尚未完全阐明。已知的 HBV DNA 的整合和乙肝病毒 X 蛋白（HBx 蛋白）的作用，可能导致宿主肝细胞直接转化或对多种致癌因素敏感性的增加而导致肝癌发生。

对于肝组织中整合的 HBV DNA 的研究表明，几乎所有乙肝病毒相关性肝细胞癌，肝细胞基因组中都可检测到 HBV DNA 的整合，且整合往往发生在肝癌形成之前，而且相当一部分有 HBV DNA 整合的肝癌患者并没有发生肝硬化。

关于 HBV DNA 整合的研究在分子水平上为乙肝病毒的致癌作用提供了进一步的证据。在急性、慢性乙型肝炎或持续携带乙肝病毒期间，HBV DNA 可以整合到宿主（人肝细胞基因）染色体中，而含有整合 HBV DNA 的肝细胞则可以逃避免疫监视而优先存活下来，HBV DNA 整合可产生染色体的重排、易位、缺失和插入，从而导致染色体畸变和基因组的不稳定性，随着这些细胞的不断增生，产生有异常遗传特性的肝细胞，最终转化为肝细胞癌。

（三）肝癌的早期发现

肝癌患者早期 AFP 指标就会升高，而且呈进行性升高。临床体会，若血清 AFP 明显升高，且持续时间在 1 个月以上者，应提示肝癌的发生。此外，结合 B 超、CT 和磁共振等可以检查出直径 1cm 左右的肝癌结节。

一般地，凡是乙肝病毒或丙肝病毒感染者，同时又满足以下条件之一者，可视为肝癌高发人群。①患慢性肝炎病史 5 年以上者；②家族史中有肝癌患者；③男性、年龄 35 岁以上者；④长期酗酒者；⑤母子传播的肝炎患者；⑥长期食用腌腊、烟熏、霉变等食品者；⑦长期工作压力大或长期精神压抑者；⑧器官移植者。对高危人群应 3 ~ 6 个月定期复查肝功能和 AFP、B 超、CT等。这样可以早期发现肝癌。

九、肝功能指标的解读

（一）谷丙转氨酶（ALT）和谷草转氨酶（AST）

一般可反映肝细胞损伤程度，最为常用。

血清 ALT 在肝细胞浆内含量丰富，肝细胞损伤时即释出细胞外，其变化较灵敏，在一定程度上与肝细胞炎症、坏死的情况相关。急性肝炎时，ALT 上升明显，随着病情恢复而下降；慢性肝炎时 ALT 可持续或反复升高，有时成为肝损害的唯一表现；重型肝炎患者若黄疸迅速加深而 ALT 反而下降，临床上称为"酶胆分离"现象，表明肝细胞大量坏死，病情危重。谷草转氨酶（AST）的意义与 ALT 相同，但特异性较 ALT 为低，化验单上如 AST 较 ALT 为高、二者比例倒置，说明乙肝病史较长而肝细胞损伤较重，或已经进展为肝硬化。

（二）碱性磷酸酶（AKP）和谷氨酰转肽酶（GGT 或 γ - GT）

AKP 的显著升高有利于肝外梗阻性黄疸的诊断；淤胆型肝炎时 AKP 明显升高。GGT 升高表明胆汁淤积、肝细胞损伤严重，若其指标明显升高而且持续时间较长，则提示肝癌发生的可能。

（三）胆红素（TBIL）

胆红素水平的升高表明肝细胞的坏死程度，各型病毒性肝炎出现黄疸时，血清总胆红素升高。一般总胆红素在 17. 5 ~ 34. 5

为轻度黄疸；在 34.5~85.5 为中度黄疸；若高于 85.5 者为重度黄疸。病毒性肝炎若出现黄疸表明病情较重，若黄疸指数大于 80μmol/L 以上，说明病情严重，应引起高度重视，肝衰竭患者血清胆红素常较高，且呈进行性升高，每天上升大于 1 倍正常值上限（ULN），甚至大于 10×ULN，或胆酶分离现象。

血清总胆红素包括直接和间接胆红素。病毒性肝炎时二者均可升高（前者幅度稍高于后者）；肝外胆汁淤积或淤胆型肝炎时，胆道梗阻（如肝癌、胰头癌）等则以直接胆红素偏高为主；溶血性贫血往往表现间接胆红素偏高为主。

（四）白蛋白（ALB）与球蛋白（GLB）

血清白蛋白在肝细胞内合成，肝损害时合成白蛋白的功能下降，导致白蛋白下降；慢性肝病时门脉系统滤过能力下降，许多抗原物质能通过肝脏进入体循环，引起免疫刺激，产生免疫球蛋白，使血清球蛋白浓度上升。因此，通过白蛋白与球蛋白的定量分析与相互比值，可以了解肝功能变化。一般急性肝炎，血清蛋白质的改变常不明显；慢性肝炎随着病程的延长和病情发展，或肝硬化时，血清蛋白质改变可较明显，白蛋白下降，球蛋白上升，白/球比值下降；重型肝炎、肝衰竭患者，肝细胞严重坏死，血清蛋白的变化可十分显著。

（五）凝血酶原时间（PT）与凝血酶原活动度（PTA）

凝血酶原时间（或活动度）明显异常时，往往反映严重的肝细胞损伤，对判断疾病进展及其预后有较大价值。近期内 PTA 降至 40% 以下或 PT 比正常值延长 1 倍时间以上，为重型肝炎肝衰竭的重要诊断标准之一，预后不良；PTA 降至 20% 者多无生还希望。

（六）血液分析

肝炎肝硬化患者脾功能亢进，可有血细胞的减低，尤其以血小板的明显减少表现。

（七）甲胎蛋白（AFP）

AFP 明显升高往往提示肝细胞癌，故常用于监测肝癌的发生。AFP 的升高也可提示急性肝炎或肝病发作时大量肝细胞坏死后的肝细胞再生表现，但此种情况的 AFP 升高，往往伴随肝功能的好转而逐渐恢复正常；若 AFP 大幅升高且持续时间在 1 个月以上，结合患者的临床表现及 B 超等影像学检查结果，应考虑肝癌发生的可能。

十、乙型肝炎的临床表现

（一）急性乙型肝炎的临床表现

急性乙型肝炎潜伏期 30～180 天，平均 70 天。急性乙型肝炎较急性甲型肝炎少，临床初步诊断的急性乙型肝炎，大部分实际上是慢性无症状乙肝病毒感染的急性发作。据报道急性乙型肝炎占急性病毒性肝炎的 40%。本病急性期的临床表现与甲型肝炎相似，但不如甲型肝炎典型，起病较慢，常无发热，病程持续时间较长，恢复也较慢，共 1～3 个月时间。在黄疸前期发生肝外病变和血清病样综合征较甲型肝炎常见，如关节炎和关节痛、荨麻疹、血管神经性水肿、血管炎性病变、肾脏病变、紫癜、浆液膜炎、心肌炎、胰腺炎等。10%～12% 的患者可转为轻度慢性肝炎，3% 转为中、重度慢性乙肝，1% 转为急性重型肝炎。

前面提到过，临床上常常遇到急性乙型肝炎或慢性乙肝急性发作的患者，人体的免疫清除系统可以通过细胞因子的作用而将乙肝病毒彻底清除。所以急性乙型肝炎甚至包括一部分慢性乙型肝炎急性发作，其病情大多为自限性的，如恢复顺利，这些患者的绝大部分是可以彻底痊愈的。

（二）慢性乙型肝炎的临床表现

慢性乙型肝炎，是指急性乙肝病程超过半年；或既往有乙肝病毒携带史，本次发病后又因同一病原而出现肝炎症状、体征及肝功能异常者；或既往有肝炎体征，如肝掌、蜘蛛痣及 B 超下肝脏有病理改变，而再次出现肝炎症状及肝功能异常，并查出乙肝病毒者。

为反映肝功能损害程度，临床上将慢性肝炎（乙型或丙型）分为轻度、中度、重度。

1. 轻度慢性肝炎

本病大多数患者可以完全没有自觉症状或症状轻微，仅健康查体或因其他疾病到医院就诊时发现肝炎。最常见的症状是反复间歇性出现疲乏、头晕、右上腹不适或隐痛、食欲不振、厌油；部分患者可出现恶心呕吐、腹胀、失眠多梦。肝脏大小正常或轻微肿大，质地较软或稍变硬，轻微压痛，少数可有脾脏肿大，一般不出现黄疸，无慢性肝病体征，如肝掌、蜘蛛痣等。ALT 在不太高的幅度内波动，时而正常，时而增高，持续数年，有的患者 ALT 升高可能是唯一的肝损害指标，其他肝功能大致正常。在肝功能正常的慢性 HBsAg 携带者中，可能有较多的携带者是属轻度慢性肝炎。

本型预后良好但病情不稳定，可因劳累休息不好、合并感染等因素使病情反复或症状加重，但经适当休息后又复好转，病情可迁延数月至数年，少数转为重度慢性肝炎或肝硬化。

2. 中度慢性肝炎

中度慢性肝炎的组织病理学改变以有桥接样坏死为特征，但临床症状的有无或轻重程度差异很大。典型患者可有明显的乏力、食欲减退、腹胀、腹泻并可出现黄疸；有慢性肝病面容、蜘蛛痣、肝掌等，肝大质软，亦可有脾大；ALT 与 AST 反复或持续异常，蛋白代谢有轻度异常。部分患者可完全无肝病的症状与体征，但肝功能如转氨酶等可以反复发作或持续加重，也可以隐匿进展为肝硬化。

3. 重度慢性肝炎

有 5%～10% 的急性乙型肝炎可转为重度慢性肝炎，丙型肝炎较乙型肝炎转慢率更高，与轻度慢性肝炎比较，重度慢性肝炎的临床表现更为复杂多样。

（1）某些患者可长期无临床症状，病情长期稳定，劳动力基本正常，以至未能及时就医。这些病例一旦发病，其肝功能和B超即提示重度损害表现；或已进展为肝硬化。

（2）多数患者表现为健康水平下降。自觉乏力不适，劳动力减退，偶有低热，常有食欲不振、口苦、厌油、恶心呕吐、腹胀（尤以饭后为甚）、右上腹闷痛、腹泻、头晕、失眠、体重下降，病情活动时常出现黄疸，女性患表现闭经或月经周期紊乱，男性患者则出现乳房发育等内分泌障碍表现。面色晦暗，面、颈及上胸部常见毛细血管扩张或有蜘蛛痣、肝掌，肝大，质地中等，有叩击痛，脾脏常进行性肿大。肝功能持续异常，白蛋白下降，γ 球蛋白升高。部分患者可有肝外症状，如溃疡性结肠炎、关节炎、皮疹、肾小球肾炎、胆囊炎、糖尿病、甲状腺炎、血细胞减少，最严重的是结节性多动脉炎和肾小球肾炎。少数患者有不同程度的自身免疫现象，抗核抗体、抗平滑肌抗体、抗线粒体抗体等自身抗体可阳性。

（3）少数患者病情反复发作，或症状轻微的慢性肝炎因劳累过度、食欲不当、酗酒或合并细菌感染、或重叠其他肝炎病毒感染等促使病情加重，使病情短时期内恶化，出现严重消化道症

— 23 —

状及重度黄疸、肝功能异常，这类患者若不及时抢救，甚至可发展为肝衰竭而死亡。

表1　慢性肝炎肝功能异常程度参考指标（按第5次诊断标准）

项目	轻度	中度	重度
ALT U/L（正常值上限）	<3倍	3～10倍	>10倍
BiL μmol/L（黄疸）	17.1～34.5	34.5～85.5	>85.5
白蛋白 g/L	≥35	34～33	≤32
γ球蛋白 g/L	≤21	22～25	≥26
PTA%（凝血酶原活动度）	>70	70～60	60～40

需要强调的是，肝脏是一个"沉默"器官，所以在慢性肝病阶段，许多患者可以完全没有自觉症状；或偶有易感疲劳、右肋下（肝区）隐痛、没有食欲等，也常因症状轻微而未引起重视；比较典型的自觉症状是持续腹胀，尤以饭后为甚，也常被误诊为胃肠病而延误病情。由于没有定期复查和及时治疗，导致病情反复发作或持续加重，许多病例一旦病情发作即出现重度的肝脏损害，甚至出现肝衰竭而死亡。还有一部分病例平常 ALT 正常或偶有轻微异常，在健康查体时却已隐匿进展为肝硬化。所以建议慢性乙肝患者应定期复查肝功，出现异常应及时治疗，以防止病情恶化，而不要因"没有不舒服"延误病情。

（三）重型肝炎的临床表现

重型肝炎占全部病例的 0.2%～0.5%，甲、乙、丙、丁、戊5型肝炎均可引起重型肝炎。重型肝炎发病凶险、预后不良，是目前病毒性肝炎死亡的主要类型。在重型肝炎患者中，相当一部分患者常有某些诱因，如劳累过度、营养不良、酗酒、应用损肝药物、手术、妊娠、合并各种细菌感染或重叠其他病毒感染等。

1. 急性重型肝炎

急性重型肝炎亦称暴发型肝炎，是病毒性肝炎中最严重的一种类型，病死率极高。据报道甲型肝炎病毒所致暴发型肝炎发生率占 0.1% ~0.35%，发病率随年龄的增加而增加，但预后较其他原因引起者为好；乙型肝炎病毒所致暴发型肝炎发生率占 35% ~70%；丙型肝炎极少引起暴发型肝炎；约 10% 暴发型肝炎与丁型肝炎相关。本病以往无肝炎病史，起病急骤，病后迅速表现为：

（1）严重全身中毒症状及消化道症状。患者起病后迅速出现高度乏力、困倦、严重食欲不振、顽固恶心、呃逆，经积极处理不能控制病情，并出现频繁呕吐、腹胀、肠鸣音降低、中毒性鼓肠，随病情发展可出现不同程度的腹水，部分患者有发热等，提示病情严重。

（2）黄疸迅速加深。马巧玉医生等观察 22 例急性重型肝炎，于 3~6 天出现皮肤、巩膜黄疸，肝浊音界明显快速缩小，随之迅速发生肝细胞坏死而黄疸迅速呈进行性加深，短期内达到重度黄疸。ALT 短期内升高，但随黄疸加深很快迅速下降，甚至下降至正常范围，呈现"胆酶分离"现象。黄疸愈深，说明肝细胞坏死程度愈严重，病死率愈高，有人统计血清总胆红素浓度 > 500μmol/L 者，病死率为 84.5%，血清总胆红素浓度 > 300μmol/L 者，病死率为 57.1%。

（3）肝脏缩小。由于大片肝细胞坏死，肝组织支架塌陷，结缔组织收缩，肝脏体积明显缩小，以至肝浊音界迅速进行性缩小，叩诊时右上腹出现"空洞征"。或从入院时可能触及肝脏，但很快缩小以至临床上不能触及肝脏，或 B 超提示肝脏缩小，尸解后出现"肝脏消失"现象。肝缩小是急性重型肝炎最具特征性体征之一，也是重型肝炎预后不良先兆。

（4）肝性脑病（肝昏迷）。是急性重型肝炎最突出并最具有诊断意义的早期临床表现。其特点为进行性性格改变及行为异常，同时伴有扑翼样震颤，表现为忧郁、沉默、懒言或语言重复、兴奋、烦躁不安、睡眠规律倒置、思维紊乱、构思能力下降、不能完成简单数字运算；定向力、定时力、理解力失调，最后出现意识障碍，表现为嗜睡或昏迷。昏迷越深，病死率越高，昏迷程度是判断重型肝炎预后主要指标。中山医科大学附属医院传染科统计病程中未发生肝昏迷或肝昏迷在Ⅱ级以下者病死率为44.6%，而发生Ⅲ级以上肝昏迷者预后较差，病死率为99.2%。一些患者迅速出现进行性加重的意识障碍，提示有脑水肿存在，此时患者可出现四肢抽搐、踝阵挛、肌张力增高及病理征阳性，提示锥体束病变。值得注意的是，少数患者在发病初期以精神异常为首发症状而就诊，检查时才发现有轻度黄疸和 ALT 升高，此类患者往往病情迅速加重发生昏迷而死亡。

（5）出血倾向。因严重肝功能受损，各种凝血因子合成障碍，血小板降低而导致全身广泛性出血，凝血酶原活动度低于40%。患者病后 3~4 日黄疸未发生前、或黄疸高峰期、或临终前就有出血倾向，可有一处或多处出血，或皮肤瘀点、瘀斑、黑便或呕血，牙龈及鼻腔出血是常见出血部位，甚至出现弥漫性血管内凝血和消化道大出血、颅内出血，导致出血性休克而死亡。

（6）急性肾衰竭。是重型肝炎死亡重要原因之一。约80%的Ⅲ级以上肝昏迷可出现肾功能不全。急性重型肝炎患者早期少尿不明显，但随病情发展及昏迷程度加深可逐渐出现少尿或无尿，尿素氮、肌酐增高、CO_2结合率下降，经扩容及利尿药治疗无效，最终可因肝肾综合征而死亡。

（7）发热。在大块肝组织坏死及深昏迷患者可出现体温升高，在短期内体温形成过高热，常在 24 小时内高达 39~41.5℃，但患者无细菌感染证据。一些患者高热后很快出现血压下降，升压药不奏效，最后出现休克、呼吸循环衰竭而死亡。其原因可能为大量肝细胞坏死，肝功能急剧恶化，致热源不能灭活，内毒素血症，体温中枢缺血、缺氧、水肿、调节功能失调所致。

本型病情凶险，病死率极高。多数患者于病后 10 日内进入肝昏迷，病程不超过 3 周。马巧玉医生等观察 22 例急性重型肝炎，22 例中（2 例自动出院）死亡 20 例，死亡时间为 5～24 日；死于脑水肿、脑疝 10 例；消化道出血 6 例，颅内出血 4 例。

2. 亚急性重型肝炎

亚急性重型肝炎亦称亚急性肝坏死。与急性重型肝炎比较，起病相对缓慢，病程较长。临床表现为急性黄疸型肝炎，起病后 10 日至数周病情逐渐加重，极度乏力，高度食欲不振，伴恶心呕吐、进行性腹胀、中毒性鼓肠，随之迅速出现腹水，腹水发生率较急性重型肝炎高，易并发自发性腹膜炎。凝血酶原时间明显延长，凝血酶原活动度低于 40%。黄疸迅速上升，每天上升 ≥ 17.1μmol/L，或总胆红素大于正常值 10 倍，数日内达到重度黄疸。在肝坏死继续加重与发展过程中发生肝脏缩小及肝性脑病、肝肾综合征或消化道大出血。本型病程长，可达数月，部分患者经抢救可望恢复，但易发展为坏死后肝硬化。

3. 慢性重型肝炎

慢性重型肝炎亦称慢性肝炎亚急性肝坏死。是由乙、丙、丁型肝炎病毒引起，但绝大多数由乙肝病毒感染所致，是目前重型肝炎的主要类型，约占重型肝炎的 90%。

慢性重型肝炎起病时的临床表现同亚急性重型肝炎，随着病情的发展而加重，达到重型肝炎的诊断标准（凝血酶原活动度低于 40%，总胆红素大于正常值的十倍等）。其发病基础有：①慢性肝炎或肝硬化病史；②慢性乙肝病毒携带史；③虽然无肝炎病史及无 HBsAg 携带史，但有慢性肝炎体征（如肝掌、蜘蛛痣)、影像学病理改变(如 B 超下肝损伤或肝硬化、脾大)及肝功能异常改变(特别是白蛋白降低、球蛋白升高、血小板减少)。

由于慢性重型肝炎发生与慢性肝炎持续不愈及各型肝硬化发展密切相关,因此,其临床表现多种多样、错综复杂,既有亚急性重型肝炎的临床表现,又有慢性活动性肝炎或肝硬化的病史、体征、肝功能损害以及 HBsAg 携带状态。

如原为 HBsAg 携带者或慢性肝炎、静止期肝硬化患者,起病前病情长期稳定,能从事一般工作,肝功能正常,在某些因素促发下,起病后病情可急转直下,表现为类似急性或亚急性重型肝炎的临床症状。临床上出现严重消化道症状,短期内达到深度黄疸、肝脏缩小、出血倾向,并迅速出现肝性脑病,部分患者同时出现腹水量逐渐增多,尿量减少,对利尿药无效,最终可因肝肾综合征或肝昏迷等并发症而死亡。

如原为慢性活动性肝炎或活动性肝硬化、病情长期不愈者,发病后原病情可迅速加重、恶化。表现为严重食欲不振、恶心、呕吐、呃逆,进食稍有不当则易出现腹泻,并逐渐消瘦、体重下降、精神萎靡、衰弱。出现黄疸后,黄疸持续不退,呈进行性加深。腹水与出血倾向加重。多数患者有不同程度的肝脏缩小与脾脏肿大等门脉高压症。由于病程长及机体防御功能全面下降,常使同一患者发生多部位(如腹腔、胆系、肺、肠道、泌尿道)、多菌种(细菌、厌氧菌、真菌)感染而使病情加重。在患病过程中,一些患者可因长期严重感染、出血、电解质紊乱、利尿过度、饮食不当等诱因发生肝昏迷,当诱因去除后肝昏迷可被纠正,但当再次有诱因时,又可再次发生肝昏迷,如此可反复多次。在疾病后期,由于低蛋白、内毒素血症及难于控制的感染而出现高度腹胀、大量腹水、中毒性鼓肠,利尿药无效而使腹围进一步增大。皮肤干燥、四肢肌肉消耗、面色晦暗日益加重,出现典型慢性肝衰竭的表现，最终可因无尿、肝肾综合征等并发症而死亡。

表2　肝性脑病的分期

分期	主要神经精神表现	神经系统体征	脑电图
I期（前驱期）	轻度性格改变、举止反常	多无扑翼震颤	无明显异常，波的频率可减少
II期（昏迷前期）	精神错乱，意识模糊	常出现扑翼震颤、腱反射亢进，肌张力增高，椎体束征阳性	常出现异常的慢波（θ波）
III期（昏睡期）	昏睡	如患者合作，可引出扑翼震颤	出现明显异常θ波和三相慢波
IV期（昏迷期）	昏迷	深昏迷时不能引出扑翼震颤，反射消失	出现σ波

十一、乙型肝炎的治疗

乙型肝炎的治疗主要包括抗病毒、调节免疫、保肝降酶退黄疸、抗纤维化和对症治疗，其中，抗病毒治疗是关键。因为在慢性乙型肝炎，病情长期反复发作乃至发展为肝硬化、肝癌的原因是乙肝病毒的持续复制，而抗病毒治疗则可以抑制病毒复制，改善和恢复肝功能，阻止肝脏纤维化进程，防止肝硬化和肝癌的发生。

（一）抗病毒治疗

目前抗病毒药物主要分为两类：干扰素及核苷类似物。

急性乙型肝炎时，超过 50% 的患者可以完成机体免疫对病毒的彻底自我清除，达到完全康复，其余的患者则转化为慢性乙型肝炎。因此，对于急性乙型肝炎的治疗重点是适当休息、合理的营养和基础保肝降酶退黄药物。而对于肝脏损伤较轻、病情迁延超过 8 周以上或病情反复的急性乙型肝炎患者，则可以试用抗病毒药物治疗，试图通过清除病毒、阻止其发展为慢性乙型肝炎，值得进一步观察。

对于慢性乙型肝炎，由于病情反复，病程迁延，仅仅基础保肝降酶治疗，疗效往往不理想，如果不进行有效的干预，大部分的慢性肝炎患者最终以进展为肝硬化、发生肝衰竭或原发性肝癌而告终。而慢性病毒性肝炎病程迁延不愈的原因主要是：由于肝炎病毒长期持续存在于体内，病毒在肝细胞内持续复制，可引起机体的一系列免疫反应，导致肝细胞及各组织器官的免疫损伤。因此在治疗慢性病毒性肝炎时，抗病毒是很重要的一个治疗措施。

重症病毒性肝炎的治疗，是保肝、退黄、预防并发症、对症、支持、抗病毒及血浆置换的综合治疗。肝衰竭阶段的治疗重点不仅放在抗病毒一项上。对于重症肝炎而又病毒复制活跃（病毒载量较高）者，可以应用核苷类抗病毒药物迅速抑制乙肝病毒的复制，为患者肝功能的恢复、内环境的稳定争取宝贵的治疗时间，以控制病情恶化、降低死亡率。

对于肝硬化特别是失代偿肝硬化患者，抗病毒治疗可以控制肝脏纤维化的发展，进而控制病性恶化，临床上多选择核苷类药物抗病毒治疗。

抗病毒治疗的一般适应证包括：

（1）HBeAg 阳性者，HBV DNA $\geqslant 10^5$ 拷贝/毫升（相当于 20000IU/mL）；HBeAg 阴性者，HBV DNA $\geqslant 10^4$ 拷贝/毫升（相当于 2000IU/mL）；

（2）ALT≥2×ULN，如用干扰素治疗，ALT应≤10×ULN，血清总胆红素应＜2×ULN；

（3）ALT＜2×ULN，但肝组织学显示Knodell HAI≥4，或炎症坏死≥G2，或纤维化≥S2。

对持续HBV DNA阳性、达不到上述治疗标准，但有以下情形之一者，亦应考虑给予抗病毒治疗。

（1）对ALT大于正常上限且年龄＞40岁者。

（2）对ALT持续正常但年龄较大者（＞40岁），应密切随访，最好进行肝活检；如果肝组织学显示Knodell HAI≥4，或炎症坏死≥G2，或纤维化≥S2。

（3）动态观察发现有疾病进展的证据（如脾脏增大）者，建议行肝组织学检查，必要时给予抗病毒治疗。

1. 干扰素

干扰素抗病毒机制

干扰素是一种既具有抗病毒又有免疫调节双重作用的细胞因子。

干扰素是机体被病毒感染之后，由宿主（人体）的B淋巴细胞和单核细胞或成纤维细胞或CD₄（辅助T细胞）淋巴细胞产生的一组天然糖蛋白，只对受病毒感染的细胞产生作用——即与细胞膜上的干扰素受体结合，进入细胞内，产生抗病毒蛋白（AVP），抗病毒蛋白可以阻断病毒mRNA（信使RNA）信息的传递，从而使病毒核酸合成障碍，抑制病毒复制；干扰素还能激活细胞内的核酸内切酶和蛋白激酶，来降解、破坏病毒mRNA，从而使病毒复制受到抑制。此外，干扰素还可以抑制病毒复制过程中脱壳、翻译和病毒装配过程，增强巨噬细胞的吞噬功能和自然杀伤细胞的活性等免疫调节作用，从而参与针对乙肝病毒的特异性免疫反应。

干扰素既有针对乙肝病毒特异性的免疫调节作用，又具有直接的抑制病毒复制的作用。这种双重作用机制能有效清除肝内病毒，使疗效巩固和持久。

现在临床上使用的干扰素主要为普通干扰素和长效干扰素，后者为聚乙二醇化干扰素 α（PegIFN - α - 2a，PegIFN - α - 2b）。聚乙二醇化干扰素抗病毒的作用机制与普通干扰素相同，但其半衰期长达 60 ~ 80h，可在体内持续作用 50 ~ 170h。

干扰素的临床疗效

根据 2012 版《乙肝防治指南》，运用普通干扰素（普通 IFN - α）治疗 HBeAg 阳性的慢性乙肝患者，4 ~ 6 个月后，可使 30% ~ 40% 的患者达到 HBV DNA 阴转；HBeAg 实现血清学转换（HBeAg 转阴而抗 HBe 阳转，即"大三阳"转"小三阳"）；转氨酶恢复正常。其中，8% 左右的患者出现 HBsAg 转阴，即实现慢性乙型肝炎彻底治愈。

而应用聚乙二醇干扰素 α - 2a（即长效干扰素）治疗 HBeAg 阳性慢性乙型肝炎 48 周，并停药随访 24 周，其 HBeAg 血清转化率（"大三阳"转"小三阳"）为 32%；HBV DNA 转阴率为 32%；ALT 恢复正常占 41%；HBsAg 血清转换（即 HBsAg 转阴而抗 HBs 阳转）占 3%。

需要指出的，在应用干扰素抗病毒治疗过程中，部分患者会出现转氨酶一过性升高的现象，少数患者甚至会出现轻度黄疸，是抗病毒过程中的一种积极的免疫应答表现，预示抗病毒治疗的良性结果。

干扰素抗病毒疗效的预测因素

有下列因素者常可取得较好的疗效：①治疗前 ALT 水平较高；②HBV DNA < 10^8 拷贝/毫升；③女性；④病程短；⑤非母婴传播；⑥纤维化程度轻；⑦对治疗的依从性好；⑧无 HCV、HDV 或 HIV 合并感染；⑨HBV 基因 A 型；⑩治疗 12 或 24 周时，血清 HBV DNA 不能检出。其中治疗前 ALT、HBV DNA 水

平和 HBV 基因型，是预测疗效的重要因素。

干扰素治疗的禁忌证

干扰素治疗的绝对禁忌证包括：妊娠、精神病史（如严重抑郁症）、未能控制的癫痫、未戒掉的酗酒/吸毒者、未经控制的自身免疫性疾病、失代偿期肝硬化、有症状的心脏病。

干扰素治疗的相对禁忌证包括：甲状腺疾病、视网膜病、银屑病、既往抑郁症史，未控制的糖尿病、高血压，治疗前中性粒细胞计数 $<1.0 \times 10^9/L$ 和（或）血小板计数 $<50 \times 10^9/L$，总胆红素 $>51 \mu mol/L$（特别是以间接胆红素为主者）。

干扰素的不良反应及其处理

（1）流感样症状：干扰素可引起包括白细胞介素 – 1（IL – 1）、白细胞介素 – 6（IL – 6）和肿瘤坏死因子 α（TNF – α）在内的一系列细胞因子的释放，从而引起流感样症状。流感样症状包括发热、肌肉关节酸痛和乏力等，绝大多数患者可发生，但严重程度存在个体差异，部分患者可仅表现为轻度乏力。流感样症状常发生于初次注射干扰素者，发热多出现在初次注射后 2 ~ 4h，持续 2 ~ 4h 后常可自行消退，在随后治疗中发热和肌肉关节酸痛等症状逐渐减轻，但患者仍可感觉乏力。

处理：症状不明显者可不予处理。症状明显者建议休息，多饮水；高体温和肌肉关节酸痛明显而难以耐受者可口服对乙酰氨基酚等解热镇痛药物治疗；在长期使用干扰素过程中出现较长时间发热，且与干扰素注射有一定规律性的发热、肌肉酸痛等，应检查患者血沉及自身抗体以除外，自身免疫相关性多发在注射后 2 ~ 4h，表现为发热、寒战、乏力、全身不适、肌肉酸痛、头痛、食欲减退等，可在睡前注射或在注射干扰素同时服用解热镇痛药。上述症状一般在 1 周之内逐渐减轻、消失。

（2）一过性外周血细胞减少：在干扰素治疗所致的外周血细胞下降中，以中性粒细胞和血小板下降最为明显，其发生机制可能与干扰素直接对骨髓祖细胞增殖的直接抑制有关。也可能与粒细胞集落刺激因子（G – CSF）或巨噬细胞粒细胞集落刺激因子（GM – CSF）分泌下降有关。中性粒细胞显著下降常发生在治疗 2~314 天（平均 47 天），且低体重患者可能下降程度更加明显。中性粒细胞下降呈剂量依赖，常为干扰素剂量调整的最主要原因。

处理：①外周血中性粒细胞计数 $< 0.75 \times 10^9$/L 者需调整干扰素剂量，而 $< 0.5 \times 10^9$/L 者需停止干扰素治疗。推荐中性粒细胞显著下降者可注射 rhG – CSF，也可口服升白细胞药物，尤其对于免疫功能低下或抑制者，粒细胞刺激因子的应用可能更加重要。②血小板计数为 $25 ~ 50 \times 10^9$/L 者需减少干扰素剂量，而 $< 25 \times 10^9$/L 者需停止干扰素治疗。

干扰素本身所致的中性粒细胞和血小板计数下降常为渐进性，临床实践中出现快速或急剧中性粒细胞、血小板计数下降，包括血红蛋白下降，应考虑为干扰素所致的自身免疫性溶血或血小板下降，三系急速下降者还应考虑再生障碍性贫血。干扰素治疗期间一旦出现急剧的白细胞、血小板计数和血红蛋白下降，应立即停止该治疗并请血液科医师进行诊治。

（3）精神异常：干扰素可通过改变中枢肾上腺素、5 – 羟色胺、阿片样物质和神经内分泌因子分泌，诱导患者发生或加重抑郁和其他精神神经系统的不良反应，包括急性精神紊乱、抑郁、精神恍惚、焦虑、烦躁等，偶尔也有欣快感。神经系统并发症包括癫痫样发作、脑白质病、动眼神经麻痹、三叉感觉神经病变等。

处理：①精神疾病发生率与治疗前危险因素、干扰素剂量和治疗时间相关。干扰素治疗前应仔细询问患者的精神疾病史及家族史，对有此类病史的患者进行蒙哥马利 – 艾森贝格抑郁量表评分；②IFN – α 治疗过程中出现情绪低落、焦虑和易怒的患者，应及时请心理专科医师进行评估和诊治，症状严重者或伴自杀或伤害他人倾向时应及时停用；③药物治疗不能控制的抑郁或躁狂患者应及时停用；④治疗前应由心理专科医师对高危患者进行评估，在充分知情同意的前提下谨慎使用干扰素，并由心理和精神科专科医师及家人进行严密监测，目前尚无证据表明高危险人群预防用药可获益。

（4）干扰素可诱导产生自身抗体和自身免疫性疾病：包括抗甲状腺抗体、抗核抗体和抗胰岛素抗体。多数情况下无明显临床表现，部分患者可出现甲状腺疾病（甲状腺功能减退或亢进）、糖尿病、血小板减少、银屑病、白斑、类风湿性关节炎和系统性红斑狼疮样综合征等，下面就甲状腺功能异常、糖尿病做详述。

甲状腺功能异常：IFN - α 治疗可通过自身免疫和非自身免疫机制导致甲状腺功能异常。在自身免疫机制中，可增加细胞表面主要组织相容性复合物 - 1（MHC - Ⅰ）表达并诱发自身抗体形成，患者常伴抗 - 甲状腺过氧化物酶（TPoAb）和抗 - 甲状腺球蛋白（TGAb）阳性；非自身免疫机制可能与干扰素对甲状腺直接作用相关，表现为破坏性甲状腺炎和非自身免疫性甲状腺功能减退，TPoAb 和 TGAb 均为阴性。甲状腺功能异常以甲状腺功能低下最为常见。①Graves' 病：全身高代谢表现，弥漫性、对称性、无痛性甲状腺肿，单纯性或浸润性突眼；②桥本甲状腺炎：甲状腺自身抗体和甲状腺功能减退，伴或不伴甲状腺肿大；③部分患者可出现 TPoAb 或 TGAb 阳性和甲状腺功能指标异常，但并未出现临床症状；④非自身免疫型甲状腺疾病，表现为破坏性甲状腺炎和甲状腺功能减退。尤需注意破坏性甲状腺炎患者可由甲状腺功能亢进转为甲状腺功能低下。其处理如下：①在干扰素治疗前需进行甲状腺功能、TPoAb 和 TGAb 检测，并结合甲状腺 B 超进行甲状腺疾病的诊断；②在干扰素治疗前有甲状腺功能异常者应在内分泌专科医师指导下，在干扰素治疗前进行相应治疗，在甲状腺功能异常得到有效控制后再开始干扰素治疗；③治疗期间应密切监测甲状腺功能，同时监测 TPoAb 和 TGAb，若发现 TPoAb 和（或）TGAb 阳性者，建议继续监测甲状腺功能及临床症状；④甲状腺功能亢进者可在专科医师指导下口服甲巯咪唑或丙硫氧嘧啶进行治疗，甲状腺功能低下者可口服甲状腺素进行替代治疗；⑤可控制的甲状腺功能异常者可继续干扰素治疗，不能控制的甲状腺功能亢进者如伴甲状腺毒症的 Graves' 病患者，尤其发生甲状腺危象时需立即终止干扰素治疗；⑥甲状腺功能减退患者一般口服左甲状腺素钠片并调整剂量后，大多甲状腺功能可正常，很少因此终止干扰素治疗；⑦仅 TSH 异常而不伴 FT3、FT4、TT3、TT4 异常的亚临床甲状腺功能减退或亢进者，可暂不处理并继续观察。

糖尿病：干扰素可诱导对胰岛 β 细胞的自身免疫性损伤而诱发糖尿病。因肝脏为重要的糖代谢器官，部分患者在干扰素治疗前即已存在糖尿病，该治疗可使糖尿病加重，亦可因抗病毒治疗过程中肝功能得到改善而有助于糖尿病的控制。其诊断参照普通人群糖尿病的诊断标准。处理：①干扰素治疗前应对患者进行空腹和餐后血糖检测；②干扰素治疗期间定期监测，对有糖尿病家族史及肥胖者，即使空腹血糖正常，也应于治疗过程中每 2 个月复查空腹血糖和糖化血红蛋白水平；③干扰素治疗前即发生糖尿病的患者，应待有效控制后再开始该治疗；④已诊断为糖尿病者应在饮食控制和适量运动基础上进行治疗，血糖轻度升高者可选择对肝脏损害较轻的口服降糖药物，口服药物不能有效控制者应使用胰岛素，而血糖严重升高者则首选胰岛素注射治疗；⑤药物治疗不能控制的血糖升高者，或出现急性并发症如糖尿病酮症酸中毒或高渗性非酮症糖尿病昏迷者，须停用干扰素。

（5）其他少见的不良反应：包括肾脏损害（间质性肾炎、

肾病综合征和急性肾衰竭等）、心血管并发症（心律失常、缺血性心脏病和心肌病等）、视网膜病变、听力下降和间质性肺炎等，发生上述反应时，应停止干扰素治疗。

2. 核苷（酸）类似物

核苷（酸）类似物可分为三类：L - 核苷类（拉米夫定、替比夫定和恩曲他滨）、脱氧鸟苷类似物（恩替卡韦）以及无环核苷磷酸盐化合物（阿德福韦酯和替诺福韦酯）。我国已批准拉米夫定、阿德福韦酯、恩替卡韦、替比夫定及替诺福韦酯用于CHB 治疗。

（1）拉米夫定（lamivudine，LAM）：国内外随机对照临床试验结果表明，每日 1 次口服 100mg 拉米夫定可明显抑制 HBV DNA 水平；HBeAg 血清学转换率随治疗时间延长而提高，治疗 1、2、3、4 和 5 年时分别为 16%、17%、23%、28% 和 35%；治疗前 ALT 水平较高者，其 HBeAg 血清学转换率较高。随机双盲临床试验表明，慢性乙型肝炎伴明显肝纤维化和代偿期肝硬化患者经拉米夫定治疗 3 年可延缓疾病进展、降低肝功能失代偿及肝癌的发生率。失代偿期肝硬化患者经拉米夫定治疗后也能改善肝功能，延长生存期。国外研究结果显示，拉米夫定治疗儿童慢性乙型肝炎的疗效与成人相似，安全性良好。

拉米夫定不良反应发生率低，安全性类似安慰剂。随治疗时间延长，病毒耐药突变的发生率增高（第 1、2、3、4 年分别为 14%、38%、49% 和 66%），已不作为单用首选药物。

（2）阿德福韦酯（adefovir dipivoxil，ADV）：国内外随机双盲临床试验表明，HBeAg 阳性慢性乙型肝炎患者口服阿德福韦酯可明显抑制 HBV DNA 复制、促进 ALT 复常、改善肝组织炎症坏死和纤维化。对 HBeAg 阳性患者治疗 1、2、3 年时，HBV DNA <1000 拷贝/毫升者分别为 28%、45% 和 56%，HBeAg 血清学转换率分别为 12%、29% 和 43%；耐药率分别为 0%、

1.6% 和 3.1%。对 HBeAg 阴性患者治疗 5 年，HBV DNA ＜ 1000 拷贝/毫升者为 67%、ALT 复常率为 69%；治疗 4 年、5 年时，有肝脏炎症坏死和纤维化程度改善者分别为 83% 和 73%；治疗 5 年时患者的累积耐药基因突变发生率为 29%、病毒学耐药发生率为 20%、临床耐药发生率为 11%；轻度肌酐升高者为 3%。

阿德福韦酯联合拉米夫定，对于拉米夫定耐药的慢性乙型肝炎能有效抑制 HBV DNA、促进 ALT 复常，且联合用药者对阿德福韦酯的耐药发生率更低。多项研究结果显示，对发生拉米夫定耐药的代偿期和失代偿期肝硬化患者，联合阿德福韦酯治疗均有效。

（3）恩替卡韦（entecavir，ETV）：一项随机双盲对照临床试验表明，对于 HBeAg 阳性慢性乙肝患者，恩替卡韦治疗 48 周时 HBV DNA 下降至 300 拷贝/毫升以下者为 67%、ALT 复常者为 68%、有肝组织学改善者为 72%，均优于接受拉米夫定治疗者；但两组 HBeAg 血清转换率相似（21% 和 18%）。对于 HBeAg 阴性患者，恩替卡韦治疗 48 周时 HBV DNA 下降至 PCR 检测水平以下者为 90%、ALT 复常率为 78%、肝组织学改善率为 70%。

（4）替比夫定（telbivudine，LdT）：一项为期 2 年的全球多中心临床试验表明，HBeAg 阳性患者治疗 52 周时，替比夫定组 HBV DNA 下降至 PCR 法检测水平以下者为 60.0%、ALT 复常率为 77.2%、耐药发生率为 5.0%、肝组织学应答率为 64.7%，均优于拉米夫定治疗组，但其 HBeAg 血清转换率（22.5%）与后者相似；HBeAg 阴性患者治疗 52 周时，其 HBV DNA 抑制、ALT 复常率及耐药发生率亦优于拉米夫定组。治疗 2 年时，其总体疗效（除 HBeAg 消失及血清转换率外）和耐药发生率亦优于拉米夫定组。我国的多中心临床试验也表明其抗病毒活性和耐药发生率均优于拉米夫定。国内外临床研究提示，基线 HBV DNA ＜ 10^9

拷贝/毫升及 ALT＞2ULN 的 HBeAg 阳性患者，或 HBV DNA＜10^7 拷贝/毫升的 HBeAg 阴性患者，经替比夫定治疗 24 周时如达到 HBV DNA＜300 拷贝/毫升，治疗到 1 年、2 年时有更好的疗效和较低的耐药发生率。

替比夫定的总体不良事件发生率和拉米夫定相似，但治疗 52 周和 104 周时发生 3～4 级肌酸激酶（CK）升高者分别为 7.5% 和 12.9%，而拉米夫定组分别为 3.1% 和 4.1%。

3. 抗病毒药物的选择

如前所述，目前被批准应用于临床的抗病毒药物主要有干扰素和核苷类二大类，前者有普通干扰素和长效干扰素；后者如拉米夫定、阿德福韦酯、恩替卡韦和替比夫定。如何选择抗病毒药物常常是困扰广大患者和医生的一个较为头痛的问题。笔者根据长期的临床经验和目前国内外专家的一些学术观点，谈一谈个人的体会。

（1）抗病毒治疗要达到的目的和 HBeAg 血清转换的重要性：一般来说，慢性乙肝抗病毒治疗的目标可分为三个阶段，第一阶段是病毒复制的完全抑制，即血清中 HBV DNA 检测不到；第二阶段是 HBeAg 血清学转换即 HBeAg 转阴而 HBeAb 转阳（即"大三阳"转"小三阳"）；第三阶段是 HBsAg 的血清学转换，即 HBsAg 转阴而 HBsAb 转阳。而对于 HBeAg 阳性（"大三阳"）的慢性乙型肝炎患者来说，如果经过抗病毒治疗后出现 HBeAg 血清学转换，常常也会伴随出现 HBV DNA 的下降直至消失、转氨酶恢复正常、临床病情缓解，部分患者在 HBeAg 血清转换后还可进一步实现 HBsAg 的血清转换，从而达到彻底清除乙肝病毒的目的。可见实现 HBeAg 的血清转换是抗病毒成功与否的关键。

（2）关于核苷类抗病毒药物的评价：自 1998 年拉米夫定作为第一个应用于临床的抗病毒药物，至今已有四种核苷类药物被批准应用于临床。核苷类抗病毒药物在治疗乙型肝炎方面有很大优势，其在抑制乙肝病毒复制和改善肝纤维化方面是十分有效的，但长期应用所带来的耐药问题是其致命弱点。

拉米夫定在应用之初，确实显示出了强效抑制病毒的作用，患者服药后见效很快，取得了 HBV DNA 转阴、肝功能恢复等良好疗效，似乎对治愈乙肝带来了很大希望。然而随着事态的发展，出现了令人担忧的问题。虽然初始疗效明显，但随着用药时间的延长，由于乙肝病毒变异，药物作用常常不能持久，病毒的变异和耐药成为治疗失效的最重要因素。

首先，耐药是乙肝抗病毒治疗的严重的临床问题。乙肝病毒对核苷类药物耐药后会出现如下临床后果：①导致 HBV DNA 反弹升高、肝功能反弹升高、乙肝五项又转为"大三阳"；②肝脏病情加重，部分患者发生肝病急性加重和肝衰竭甚至死亡；③病毒耐药的发生还可影响以后抗病毒治疗的疗效，使其他抗病毒药物疗效不佳或耐药率增高；④耐药病毒株可能发生传播危险。

其次，核苷类药物存在的一个很大的问题就是用药容易停药难。一方面核苷类药物特点决定长时间治疗必定导致病毒变异、临床耐药；另一方面，即使治疗过程中出现病毒变异，如果此时盲目停药将可能出现病毒反跳、病情加重，部分病例甚至会因停药导致肝衰竭或死亡，这在前面我们已经提到过了。实际上，应用核苷类药物抗病毒，大部分患者需要长期治疗，甚至终生服药，我们现在并不知道何时应该停药。

（3）如何判断病毒耐药变异：耐药是在抗病毒治疗过程中，乙肝病毒对抗病毒药物发生了适应性变异过程的结果，反映病毒对药物抑制作用已经有所耐受、敏感度下降。体现在临床上可表现为基因型耐药、病毒学反弹、生化学反弹（肝功反弹）等三种形式。基因型耐药是在抗病毒过程中通过实验室检测到乙肝病毒基因组的耐药突变位点；病毒学反弹是血清中 HBV DNA 水平自治疗中的最低值又上升了 1 个 log 值（即 10 的 1 次方）以上；生化学反弹是指治疗后患者的转氨酶正常之后又再次升高、伴有病情恶化。出现病毒耐药，往往意味着抗病毒治疗失败。由于病毒出现耐药临床的表现的顺序是：首先出现基因型耐药、继而出现病毒反弹、最后是肝功反弹。所以反过来，在核苷类抗病毒治疗过程中，如果 HBV DNA 载量较最低值又上升超过 1 个 log 值（即 10 的 1 次方）以上；或血清转氨酶水平正常之后又开始上升；或病情恶化，应该知道是病毒耐药变异的表现。

已知拉米夫定治疗 1、2、3、4、5 年时，其耐药发生率分别为 24%、38%、49%、67% 和 70%；阿德福韦酯治疗 1、2、3、4、5 年时，其耐药变异发生率分别为 0%、3%、11%、18% 和为 29%；恩替卡韦对初次使用该药物患者 1~5 年耐药发生率为 0.2%~1.2%；替比伏定治疗 1~2 年的耐药发生率分别为 4.4% 和 21.6%（对"大三阳"患者而言）、而对于 HBeAg 阴性患者治疗 1~2 年耐药发生率较低，分别为 2.7% 和 8.6%。

如果对于拉米夫定治疗失效的患者，换用恩替卡韦治疗，则其 1、2、3、4 年的耐药变异发生率分别为 1%、11%、27%、39%；换用阿德福韦酯治疗 2 年后的耐药率可达 20%。

（4）乙肝病毒耐药变异后如何处理：如前述，服用核苷类药物虽然可以强效抑制乙肝病毒复制，但其主要缺点是容易导致病毒耐药。那么出现病毒耐药变异后如何处理？一般来讲，发生拉米夫定耐药时：①可以加用或换用阿德福韦酯，但以二者联合应用为好；②换用 2 倍剂量的恩替卡韦（但仍可发生一定比例的耐药变异）；③换用干扰素治疗。发生阿德福韦酯耐药时：①可加用或改用拉米夫定、替比夫定或恩替卡韦；②换用干扰素治疗。恩替卡韦耐药时：①加用阿德福韦酯；②换用干扰素。替比伏定耐药时：①加用阿德福韦酯；②换用干扰素。

当然，预防耐药变异的发生，最主要的是严格选择适应证，即哪些患者适合于核苷类治疗，哪些患者又适合于干扰素治疗。

（5）核苷类药物与干扰素抗病毒作用比较：目前应用于慢性乙肝抗病毒治疗的药物，主要包括核苷类似物和干扰素，二者的作用机制不同。核苷类似物通过抑制 DNA 聚合酶影响病毒合成；而干扰素一方面具有抗病毒作用，另一方面尚能激活免疫发挥免疫调节作用。

核苷类药物具有快速、强效抑制病毒复制作用，对 HBV DNA 的抑制效果较明显，对于减轻肝细胞的炎症坏死、阻止肝病进展、延缓肝硬化发生、降低肝癌发生等方面都有积极意义；另外，服药方便、安全性切实可靠，可以用于代偿或失代偿肝硬化；而对于重型肝炎、病情恶化、肝功能失代偿者，核苷类药物可望通过快速强效抑制病毒，达到稳定病情、急救生命的目的。但核苷类药物的 HBeAg 血清转化率很低；容易出现病毒耐药变异；用药时间长甚至终生服药；轻易停药后易导致病情反复或急剧恶化。一般情况下，较适合于年龄在 60 岁以上患者。

干扰素较适合于 HBeAg 阳性（乙肝"大三阳"）的患者，而对于 HBeAg 阴性（乙肝"小三阳"）的患者，效果就不大理想。干扰素抗病毒的优点是：①HBeAg 血清转换率（"大三阳"转"小三阳"）较高，并且在取得 HBeAg 血清转换后再延长干扰素的治疗，可望使 8%～12% 的患者表面抗原的血清转换（即 HBsAg 转阴，HBsAb 阳转），也就是使部分患者达到乙肝病毒的彻底清除，实现治愈乙肝的目的；②抗病毒效果较巩固持久，是可以在停药后持续保持应答反应（抗病毒作用）的药物；③不会引起病毒耐药变异；④用药时间较短，一般为 12 个月即可停止治疗；⑤具有免疫调节作用。但是干扰素在应用中有较多的不良反应，如流感样症状，白细胞和血小板的下降，甲状腺功能紊乱，脱发，体重下降，精神抑郁等；此外，干扰素不能用于肝硬化、尤其是失代偿肝硬化者，否则有可能因免疫系统迅速激活而导致肝衰竭；对于有乙肝家族史的慢乙肝患者，干扰素的治疗效果也不好。

（6）抗病毒治疗为什么首选干扰素：一般来讲，要达到乙肝病毒的彻底清除可分为三个阶段。第一阶段是病毒复制的完全抑制，即达到 HBV DNA 检测不到；第二阶段是 HBeAg 血清学转换（即 HBeAg 转阴、而 HBeAb 阳转）；第三阶段是实现 HBsAg 的血清学转换（即表面抗原转阴，而表面抗体出现阳性），亦即实现乙肝病毒的彻底清除。在后面的两个阶段中都有免疫系统在起清除病毒的作用，这说明乙肝患者的免疫状态显著影响临床抗病毒治疗的效果。在相关的研究工作中发现，在应用干扰素治疗12 周，细胞免疫（如树突细胞）的数量与功能恢复好的患者，往往抗病毒治疗效果较好；研究还发现，机体的免疫细胞（包括树突细胞与调节性 T 细胞）等在药物抗病毒治疗的后两个阶段均有显著改变，尤其在表面抗原血清学转换时变化明显，提示免疫系统作用始终是机体清除病毒的重要机制。

既然机体免疫功能的恢复有助于乙肝病毒复制的抑制和病毒的清除，那么从长远看，真正要实现乙肝病毒清除或持久的控制，需要免疫调节药物的参与。如果在抗病毒治疗实现 HBeAg 血清学转换以后，再进一步通过免疫调节治疗提高机体的免疫应答水平，将可能达到最大限度地清除病毒的目的。

而干扰素既通过调控机体的免疫功能，又能激活产生多种抗病毒蛋白，这种双重作用机制能有效地清除肝内病毒，疗效巩固和持久。这是核苷类药物所不能具备的，所以抗病毒治疗应首选干扰素。

（7）干扰素抗病毒治疗的诸多问题

①哪些患者应用干扰素可以获得较好疗效：治疗前转氨酶水平较高（超过 2~5 倍正常值）、HBV DNA 载量较低（<10^8 拷贝/毫升）、年纪轻（50 岁以下）、女性、病程较短、乙肝"大

三阳"、无肝硬化、无乙肝家族史者。对于上述患者，只要符合干扰素治疗的适应证，将可能取得较好的疗效。

②转氨酶水平与抗病毒治疗的关系：机体的免疫功能在清除乙肝病毒的过程中，会导致血清中转氨酶水平的升高，所以说此时的转氨酶水平反映机体对病毒的免疫清除强度。高转氨酶水平意味着机体更强烈的细胞毒性 T 细胞应答、更有利于乙肝病毒的清除，产生更高的血清转换率，因此血清转氨酶水平高的患者适合于干扰素抗病毒治疗。

但对于转氨酶水平较低或正常水平的患者，干扰素治疗是否就没有效果了？回答是否定的，关键是要看干扰素如何配伍用药。

实际上，无论转氨酶水平的高低与否，如单用干扰素抗病毒治疗，要实现 HBeAg 血清学转换和 HBV DNA 转阴的疗效，其成功率只有 18% ~22%，是比较低的，这一点我们在前面已经讲过。要提高干扰素的治疗效果，应通过相关的药物配伍，增强干扰素激活机体的免疫功能，提高治疗效果。我们在临床上常配伍胸腺肽或胸腺肽 α_1，前者每天 120mg 静脉给药，后者一周二次皮下注射，经过我们几年来大量的临床观察，其应答率可达到50% ~60%，比单用干扰素效果明显提高。对转氨酶正常患者，只要符合干扰素治疗条件，照样可以取得预期效果。此外，氧化苦参碱（苦参素）具有激发机体免疫功能作用，又能升白细胞和血小板，与干扰素配合抗病毒，既可以提高治疗效果，又能改善干扰素的不良反应，引起的白细胞和血小板下降。

③如何处理治疗过程中转氨酶升高的问题：由于干扰素具有免疫调节作用，在干扰素治疗的过程当中，由于免疫功能的激活，患者的血清转氨酶可表现为一过性的升高，部分患者转氨酶水平甚至高达正常值 10 倍以上，我们称之为"免疫激活现象"。此时人体的辅助性 T 细胞对乙肝病毒的应答增强，进一步提高

了细胞毒性 T 细胞和 B 细胞对乙肝病毒的免疫反应，有利于清除肝细胞内的乙肝病毒和抗体的产生，迫使血中 HBV DNA 含量降低，从而达到抗病毒治疗的目的。所以这时候不应因盲目紧张而停用干扰素治疗，也不必加用降酶药物，因为降酶药物多为免疫抑制剂，与增强免疫的作用相反，不利于病毒的清除。此时应让患者保持休息状态，并严密观察病毒变化，加以常规保肝治疗，这种一过性的转氨酶升高是会慢慢恢复正常的。当然，如在治疗过程当中出现过激的免疫反应，患者转氨酶升高超过 500U/L 以上，或伴有黄疸出现，有急性发作的临床表现，就应适当地应用降酶药物了。总之，要恰当地掌握一个"度"，既要尽可能清除病毒，又要避免过度的免疫损伤导致病情恶化。

④在干扰素的治疗过程中，只要白细胞、血小板在治疗的允许范围内（见前面"干扰素的治疗禁忌"），就不应随意减少干扰素的剂量或停药，因为干扰素的疗效与其总剂量有关。

⑤应用干扰素联合胸腺肽，对抗病毒疗效的早期预测，一般是在用药后的 15 ~ 20 天，在此期间内，只要患者的 HBV DNA 较治疗前下降 1 个 log 值（即 10 的 1 次方）以上，预示这部分患者的远期疗效较好。

⑥干扰素保持每天一次的持续时间最好是一个月而不是半个月，然后再改为隔天注射。这样可使连续激活免疫作用的时间保持充分一些，有利于打破免疫耐受，"唤醒"免疫反应。

⑦在干扰素治疗实现了 HBV DNA 转阴、HBeAg 血清转化后，应再坚持用药 6 个月 ~ 1 年。这样既可以巩固已有疗效；也可以使少数患者实现 HBsAg 转阴、并出现抗 HBs 抗体，达到乙肝病毒彻底清除。

4. 耐药管理

大多数接受核苷类似物治疗的 CHB 患者难以通过短期治疗实现持久应答，需接受长期治疗，这必将增加病毒耐药的风险，随着核苷类似物种类的增加，HBV耐药变异的复杂性也大大增加。目前耐药变异的概念包括3方面内容：耐药预防、耐药预测和挽救治疗（rescue therapy）。

（1）耐药预防：选择强效、低耐药的药物，即所谓高耐药基因屏障和（或）低耐药发生率药物（如恩替卡韦或替诺福韦酯）单药治疗是已得到公认的耐药预防方案。另一预防或延迟耐药发生的方法为联合治疗策略，抗病毒治疗起始即联合两种以上药物同时使用；该方案尚无符合循证医学原则的临床数据支持，并且何种药物联用方能实现最优效价比尚待进一步明确。

（2）耐药预测：多种因素可能与HBV对核苷类似物耐药发生率相关，包括应用核苷类似物的种类、初始治疗时HBV DNA载量及ALT水平、有肝纤维化/肝硬化基础、曾接受过核苷类似物抗病毒治疗等。此外，越来越多的研究提示，早期病毒学应答情况是预测耐药发生率的重要指标，从而提出治疗路线图的概念。

（3）挽救治疗：绝大多数核苷类似物耐药者，尤其是失代偿期肝硬化患者，需及早进行挽救治疗。通常病毒学突破先于生物化学突破，在生物化学突破前进行挽救治疗可使患者免于发生肝炎突发、肝病恶化。

5. 联合治疗

（1）干扰素与核苷类似物联合治疗：已经证实联合治疗在HIV及HCV治疗中比单药治疗更为有效。联合治疗的潜在优势是附加的或者共同的抗病毒效应以及减少或延迟耐药的发生。缺点是费用增加、毒性提高及药物间相互作用。联合治疗评估的资料不多，尤其是长疗程、大样本的联合治疗，现有的联合治疗未提示在获得更高的持久应答方面优于单药治疗。尽管几项研究证明联合治疗降低了拉米夫定单药治疗时耐药发生率，目前仍无资料支持联合治疗可降低那些单独应用时有低耐药风险的抗病毒化合物的耐药发生概率。

（2）不同种类核苷类似物联合治疗：尚未见反映初始接受恩替卡韦和替诺福韦酯治疗的患者接受核苷类似物联合治疗优势的资料（C1），相关的治疗试验正在进行中。对那些耐药出现可能性高的患者（基线 HBV DNA 水平高）或因存在基础疾病（肝硬化）而一旦耐药将可能危及生命的患者，有专家推荐联合治疗以防止潜在耐药的发生。然而核苷类似物联合，尤其是与恩替卡韦或替诺福韦酯联合治疗的长期安全性尚不明确，而且这种联合费用也较高。可考虑替诺福韦酯加拉米夫定或替诺福韦酯加恩曲他滨复合片剂用于该类患者的治疗。

（二）保肝、退黄、降酶治疗

前面提到的抗病毒治疗主要是针对病因的治疗。而乙肝病毒导致肝细胞的炎症、坏死，使肝功能持续或反复异常，表现为转氨酶和黄疸的升高，就应在病因治疗的基础上应用保肝、退黄、降转氨酶治疗，以防止病情进一步恶化发生肝衰竭，也能在一定程度上减少或防止肝病向肝硬化、肝癌方向发展。实际上，各种原因的肝病，如各种病毒性肝炎、酒精性、药物性、自身免疫性等肝病都能导致肝细胞的损伤、坏死，所以保肝、退黄、降酶是各种急、慢性肝病的最基础的治疗方法。

1. 临床上常用的保肝药物

（1）还原性谷胱甘肽：还原性谷胱甘肽是人类细胞中自然合成的一种肽，广泛地分布于机体各器官，对维持细胞的生物功能有重要作用。

可促进肝细胞糖、脂肪及蛋白质的代谢，防止甘油三酯的堆积，改善肝细胞变性、坏死，并防止肝纤维化的发生。

对各种原因引起的肝损害均有很好的治疗作用。特别是对酒精性肝病，包括酒精性脂肪肝、酒精性肝纤维化、酒精性肝硬化及急性酒精性肝炎有较好治疗作用。此外，较适合用于放疗、化疗后肝炎患者及药物或化学性中毒患者。

用法：多静脉滴注。

（2）硫普罗宁：主要应用于药物及化学性肝损伤，对这些物质所致的转氨酶升高有明显的纠正作用。

能保护肝细胞膜，促进肝细胞的修复和再生，参与蛋白质、糖代谢，防止甘油三酯的积聚，并可降低放、化疗的不良反应。

应用于各种急、慢性肝炎的治疗。

用法：静脉滴注。

（3）多烯磷脂酰胆碱：其有效成分结构与肝细胞膜的磷脂结构基本相同，并含有大量不饱和脂肪酸，因而可有效地促进肝脏的脂肪代谢，并能保护肝细胞结构及功能，防止细胞的变性坏死，促进肝病恢复。

主要用于不同原因引起的脂肪肝和各种急、慢性肝炎。

用法：静脉滴注或口服胶囊。

（4）门冬氨酸鸟氨酸：通过促进三羧酸循环，增强肝细胞线粒体的能量代谢；并通过生成多种生物活性物质（如谷胱甘肽、CAMP 等），稳定肝细胞及细胞膜的性能，促进蛋白质合成，减少甘油三酯的合成，清除有害物质，减轻肝细胞的损伤。达到降低转氨酶、消除黄疸、恢复肝功能效果。

治疗急、慢性肝病、肝硬化、脂肪肝。特别适用于因肝炎肝硬化所致的血氨升高、早期的肝性脑病和肝昏迷的救治。

用法：静脉滴注。

（5）复方氨基酸注射液：本品为复方制剂，是由 18 种氨基酸与木糖醇配制而成的灭菌溶液。其中的每种氨基酸易被有效地用于人体蛋白质的合成，其生物利用率高；其中的木糖醇能进入细胞内部，具有抑制酮体形成、节约蛋白质、提高氨基酸的利用率，以及促进肝糖原蓄积的作用。

适用于营养不良，低蛋白血症及外科手术前后。临床上常用于肝硬化患者的保肝药物。

用法：每天一次静脉滴注，每次 250～500ml。

（6）注射用促肝细胞生长素：本品系从乳猪新鲜肝脏中提取纯化而成的活性物质。

能明显刺激正常肝细胞的 DNA 合成，促进肝细胞再生；加速损伤肝细胞的修复，降低转氨酶和血清胆红素，缩短凝血酶原时间。

适用于各种重型病毒性肝炎（急性、亚急性、慢性重型肝炎的早期或中期）的辅助治疗。

用法：静脉滴注。

2. 临床上常用的降转氨酶药物及其体会

现在临床上应用的降转氨酶药物大体可分为二大类。一类是以中药五味子提取物制剂而成的降酶药物，如联苯双脂、五脂片（五脂胶囊）、百赛诺（双环醇片）等，这些药物多为口服药，通过保护肝细胞、防止肝损伤来抑制转氨酶的释放，使转氨酶降低，其降酶有效率可达 90% 以上，具有降酶疗效确切、效果迅速、口服方便、无不良反应的特点，且能明显改善肝区不适、乏力、纳差等肝炎症状。另一类是以中药甘草酸制剂为代表的一类药物，如甘利欣（甘草酸二胺）注射液、美能（甘草甜素）注射液、苷灵安（甘草酸二胺）注射液等，这些药物多为静脉注射给药，具有抗炎、抗氧化、保护肝细胞膜、抗过敏等作用，具有明显的降转氨酶和改善临床症状的功效。

其他的降酶药物还有如肝炎灵注射液（为山豆根制剂）、垂盆草冲剂、水飞蓟素等，这些药物也均有降酶效果快速、显著的优点。

笔者对降酶药物的应用有如下体会：

（1）临床上应用的降酶药物多具有免疫抑制作用（如甘草

酸制剂），较适合应用于急性病毒性肝炎或慢性肝炎的急性发病期、转氨酸水平明显升高的时候。因此时的转氨酶升高多由免疫反应增强、免疫功能亢进导致肝细胞损伤而引起的，通过这些降酶药物抑制过激的免疫损伤，可以有效地保护肝细胞，快速地降低转氨酶，促进病情好转。而对于慢性乙肝处于免疫耐受期的患者，此时期其转氨酶异常的水平较低，一般在 100U/L 以下，长期或反复异常者，应用降酶药物的效果往往不好，部分患者的转氨酶不降反升，原因是此时患者的免疫功能较低，对具有免疫抑制作用的降酶药物本来就不敏感，且可能导致乙肝病毒复制的增强。这些患者应以抗病毒治疗为主，单纯降酶往往是降不下来的，即使降下来也是暂时的。

（2）由于甘草酸类降酶药物具有水钠潴留样不良反应（伪醛固酮症），可能导致水肿、血压升高、心脏负荷加重等，因而不能用于高血压、心脏病、肝硬化腹水、妊娠肝病的患者。临床上遇到过 2 个病例应引起深刻教训。一例为既往有冠心病、高血压病史的肝病患者，由于转氨酶水平显著升高而应用甘利欣降酶，结果导致急性肺水肿，后因抢救及时才挽回生命；另一病例为肝硬化并少量腹水的患者，因不当应用甘草类降酶药导致腹水急剧加重，进而出现胸腔积液，病情一度危重……

临床上如遇到有上述禁忌证而又转氨酶明显升高的患者，可以用五味子类降酶药代替之，可以避免不良事件的发生。

3. 临床上常用的退黄药物及其体会

临床上常用的退黄药物主要有二类。一类是以清热解毒、利胆退黄为主要成分的中药制剂，这些退黄疸制剂多以传统中药方剂茵陈蒿汤（茵陈、栀子、大黄）为基础，或加用清热解毒利湿的药物组成，适用于急性病毒性肝炎和慢性病毒性肝炎急性期而出现黄疸者。另一类则为西药制剂，主要针对慢性病毒性肝炎病情反复发作、或肝硬化失代偿或慢性重型肝炎导致的胆汁郁积，其特点为黄疸指数不太高，多在中度水平以下，但长年反复出现且很难恢复到正常水平以下，临床上常称之为"淤胆"。

（1）中药退黄疸制剂：多为点滴用药。如茵栀黄注射液、苦黄注射液、舒肝宁注射液等，多以茵陈、栀子、大黄为基础用药，再加如大青叶、板蓝根、黄芩、苦参、柴胡等清热解毒利胆药物而成。主要药理作用为利胆退黄、显著增加胆汁分泌，达到消退黄疸的目的；此外还有保护肝细胞、减轻肝细胞的变性坏死功效。

需要指出的是：这些退黄药物较适合病毒性肝炎急性发作或急性黄疸型肝炎，因为这一时期的病情以湿热蕴结、热毒较盛为主，所以适合于清热解毒的退黄药物来治疗。而对于病毒性肝炎的慢性期或肝硬化期出现的黄疸，由于此时患者的正气较虚，免疫功能低下，体质多转虚寒，如果再用这些苦寒性质的药物来治疗，就会使虚寒加重、正气更虚，而很难实现退黄疸的效果。这就是为什么临床上应用这些注射液来退黄，有时黄疸非但不退，反而上升的原因所在。

（2）熊去氧胆酸：能增加胆汁酸分泌，并使胆汁成分改变，降低胆汁中胆固醇及胆固醇脂，有利于胆结石中的胆固醇逐渐溶解。

为目前唯一能治疗原发性胆汁性肝硬化和原发性硬化性胆管炎的药物；对酒精性、脂肪性、药物性、病毒性肝炎等引起的胆汁郁积有治疗作用。此外对胆汁反流性胃炎和胆固醇性结石治疗有效。

用法：口服给药。

（3）思美泰（腺苷蛋氨酸）：加速胆汁排泌，促进黄疸消退，改善肝功。

适用于肝硬化前和肝硬化期所致肝内胆汁郁积，治疗妊娠肝内胆汁郁积和婴儿肝炎综合征（婴儿阻塞性黄疸）。

用法：静脉滴注。

（三）调节免疫治疗

调节免疫治疗主要包括免疫增强（免疫激活）疗法和免疫抑制疗法。前者主要通过增强或激活机体的免疫功能达到抗病毒或抗肿瘤的目的；后者则通过抑制机体的免疫反应来控制病情、减轻肝细胞的免疫损伤和炎性坏死，从而有利于病情的恢复。

1. 免疫增强剂

（1）日达仙（胸腺肽 α_1）：促进 T 淋巴细胞的成熟及有丝分裂，提高 T 细胞的免疫功能，并产生多种细胞因子，如 Γ - 干扰素、α - 干扰素、IL - Ⅱ（白细胞介素2）、转移因子等，还可增强 NK 细胞（自然杀伤细胞）的细胞毒作用。因此，日达仙是活性很强的免疫调节剂，能提高细胞免疫功能，恢复机体清除病毒的能力。

近几年来，国内外使用日达仙作抗肝炎病毒治疗，临床试验提示，当日达仙与 α - 干扰素联用时可能比单用日达仙或单用干扰素增加应答率。

使用方法：每次 1.6mg 皮下注射，每周两次，治疗应连续 6 个月（52 针）期间不得中断。

（2）胸腺肽注射液：本品是由小牛胸腺组织提取、精制而成的低分子活性多肽的无菌溶液。主要有促进 T 淋巴细胞的转化、增殖、调节和增强人体免疫功能的作用，是一种优良的免疫调节剂，有一定的抗病毒、抗肿瘤作用，可增强体质，对各种病毒性疾病有很好的治疗效果。

用法和用量：可肌内注射或静脉滴注。每日一次，每次为 60～120mg，3 个月为一个疗程。

（3）白细胞介素 - 2（IL - Ⅱ）：IL - Ⅱ用于治疗慢性乙型肝炎，能促进和扩大细胞免疫应答，促进 T 淋巴细胞增生，增强 NK 细胞（自然杀伤细胞）活性，可促使乙型肝炎 HBeAg 向抗 – HBe 转换。

用法：IL – II 1000 ~ 3000U/日，静脉滴注，疗程 1 ~ 2 个月。

（4）其他：如辅酶 Q_{10} 注射液、香菇多糖注射液、生脉注射液、胸腺五肽注射液等均有增强免疫、抑制病毒的作用，有利于乙肝病毒的清除。

2. 免疫抑制剂

主要有甘草酸制剂（如前述甘利欣、甘草甜素等降酶药）和糖皮质激素（如地塞米松、泼尼松龙）二类药物。

在病毒性肝炎的急性期或发作期，多表现以免疫损伤为主，即免疫功能的激活增强导致肝细胞的炎症坏死，而上述免疫抑制剂可显著地抑制由抗原细胞介导的细胞毒性作用，减轻炎症细胞浸润，减少肝细胞的变性坏死，从而达到抗炎、保护肝细胞膜及改善肝功能的作用。

（1）甘草酸类制剂：具有内源性糖皮质激素样作用。可显著地抑制细胞免疫的过渡激活，并抑制由免疫因子引导的细胞毒作用，从而抑制免疫反应，达到抗炎、保护肝细胞、改善肝功能的效果。

在肝炎的急性期或发作期，病情较急较重，表现为高黄疸、高转氨酶，由于此时期的病情是以免疫损伤为主，所以只要符合药物适应证，就应果断地应用甘草酸类免疫抑制剂，可以显著快速地降低患者的转氨酶和黄疸、促进肝功能尽快恢复正常。所以说，与其将甘利欣等药物作为降酶药，不如将其称之为"免疫抑制剂"使用更为合理。这也就是为什么甘利欣一类的药物在肝炎的发作期（急性期）降酶效果显著，而在慢性期降酶效果不好甚至出现转氨酶越降越高的现象。

（2）糖皮质激素（地塞米松）：具有强大的抗炎作用和免疫

抑制作用，能抑制由细胞免疫引起的免疫损伤，减轻肝细胞的炎症、坏死。适合于应用下述情况：①急性病毒性肝炎，如甲肝、戊肝，其病情较重而难以控制者；②慢性病毒性肝炎急性发作，如急性乙型肝炎或急性丙型肝炎；③重型肝炎的早期、中期，如慢性重型肝炎或急性重型肝炎；④淤胆型肝炎、自身免疫性肝炎；⑤急性酒精性肝炎、药物性肝炎；⑥小儿急性黄疸型肝炎等。

用法：临床上一般以地塞米松 5～10mg 配液体静脉滴注每日一次，确实可以及时控制病情、提高近期生存率、使患者转危为安。

但应注意以下几点：①严格掌握适应证。病程为急性期、病情危重，表现为高黄疸、高转氨酶、凝血机制较差、肝功能处于失代偿期，应用一般抗炎保肝药物难以控制者。②用药周期要短，剂量要轻（5～10mg），连续用药一般掌握在一周左右。防止因长期应用可能增加乙肝病毒的复制和其他不良反应，对病情不利。③掌握逐渐减量、停药的原则，防止突然停药导致"反跳"、病情加重。

（四）改善微循环治疗

在肝炎的急性期、重症期、肝纤维化或肝硬化期，改善微循环治疗虽然不是直接的保肝对症治疗，但对于缓解病情、挽救危重患者、抗肝纤维化等方面均起着非常重要的作用。

1. 丹参注射液

近年来，丹参对肝病的治疗作用越来越引起重视。其与肝病相关的药理作用主要表现在：①明显的保护肝细胞作用：对实验性肝损伤有明显的保护作用，并能促进肝细胞的修复和再生；②抗肝纤维化作用：明显降低实验大鼠的各项肝纤维化指标、减轻其纤维组织的增生；③通过降低高脂血症实验动物的胆固醇和甘油三酯水平，抑制脂肪肝的形成。

实验证实，丹参具有改善微循环、降低血液黏度和抑制血栓形成等作用。在慢性肝病时，多种细胞因子、炎性介质均可损伤肝窦及血管内皮细胞，导致肝内微小血栓形成，使其局部的微循环发生障碍，从而加速肝细胞的变性坏死，和肝纤维化的形成。丹参可以直接扩张肝脏的小血管并抵抗血小板聚集和微血栓形成，从而降低肝内血管阻力，增加肝脏的血液灌流，促进肝脏细胞对有害物质的清除，改善肝微循环，促进肝细胞再生和修复，抑制肝脏纤维组织增生，降低肝纤维化的形成。此外，尚能舒张门静脉改善肝硬化门脉高压症。

用法：静脉滴注。

2. 前列地尔

前列地尔保护肝细胞的作用机制主要是扩张内脏血管，增加肝血流量，改善肝脏微循环，消除肝细胞代谢产物，增加肝脏组织供氧量，有利于肝细胞损伤的修复和肝功能的改善，促进肝细胞的再生。适用于以下情况。

（1）急、慢性肝炎肝细胞坏死严重，出现高黄疸、高转氨酶时，治疗效果较好。

（2）早期的慢性重型肝炎，可有效地纠正凝血酶原活动度，显著降低黄疸，阻止病情发展，有效地提高生存率。

（3）治疗肝硬化腹水并肝肾综合征效果较好。可扩张肝肾微血管，保护肝细胞，促进肝细胞再生；又能降低肾血管阻力，增加肾血流量，改善肾脏微循环障碍，增加肾小球滤过率及利尿功能。从而加快腹水消退，促进肾功能恢复，降低了肝肾综合征的发生率。

（五）抗纤维化或抗肝硬化治疗

关于肝硬化的病因及临床表现种种，在前面已经详细讨论过。为了加强对肝硬化的认识，在讨论其治疗以前，有必要重复说明以下几个问题。

1. 肝硬化的发生机制

慢性病毒性肝炎发展为肝硬化的机制，主要由于肝细胞长期反复地变性、坏死（表现为肝功能反复异常），继而出现纤维组织增生和肝细胞的结节状再生，这三种改变反复交错地进行，结果肝脏的小叶结构和血液循环途径逐渐被改建，致使肝脏变性、变硬而形成肝硬化。

2. 肝纤维化的概念

表示肝实质内胶原纤维组织明显增多，但尚未达到肝硬化的程度。纤维组织的增多常形成细小的条索和菲薄的间隔，但绝大多数并未彼此连接形成完整分隔，因而肝小叶结构和血液循环体系尚未明显改建，也无明显的肝细胞结节状再生现象。这是在形态上与肝硬化的主要不同之处。

由于此时肝脏未被明显改建，因而肝纤维化病变常是可恢复性的，即在消除病因后，增多的胶原纤维常可被逐渐吸收，使肝脏恢复原状。但是如果原因持续存在，肝纤维化将逐渐发展，最后可导致肝硬化。肝硬化的治疗是不可逆的。

3. 肝硬化时肝脏的变化

在肝硬化的早、中期，肝脏体积正常或略增大，常伴有较重的脂肪变性（脂肪肝）。肝硬化后期，肝脏体积缩小、重量减轻，由正常的1400g左右减少至1000g以下，甚至减至500～600g；肝的硬度增加，表面呈细颗粒状或小结节状，颗粒状结节呈半球形，隆起于肝表面，大小相仿，直径0.5cm～1cm，肝包膜明显增厚；肝切面上可见无数圆形或类圆形结节，大小与表面的颗粒状结节相似，弥漫地分布于全肝，这些小结节的周围被增生的纤维组织条索或间隔所包绕。肉眼可见结节呈黄褐色（因肝细胞脂肪变性）或黄绿色（因肝细胞内胆汁淤积），纤维间隔则多呈灰白色，厚薄比较均匀。

4. 早期肝硬化临床表现

必须指出的是，早期肝硬化患者多数不仅没有自觉症状，肝功能检查也可长期正常，病理尸检时经常发现肝脏有明显的硬化，而患者生前并无肝功能异常的表现。这也就是为什么临床上经常遇到的——许多乙肝病毒携带者既往肝功能一直正常，偶然B超查体或初次乙肝发病检查时，发现已经发展为肝硬化了。说明在乙肝病毒感染的耐受期或低复制期，病毒本身对肝组织同样有破坏作用，只不过肝炎病情的进展呈隐匿性而已（肝功正常；无自觉症状）。

肝硬化的早期症状主要为腹部饱胀，尤以食后腹胀明显，伴有食欲不振、消化不良等。这主要由于肝硬化导致胃肠静脉回流受阻，进一步导致胃肠瘀血水肿，胃肠黏膜由于淤血水肿造成消化吸收功能障碍。所以慢性乙肝患者如经常有上述症状表现，应及时复查，引起重视。

5. 抗肝纤维化或抗肝硬化治疗

肝硬化的治疗包括四个方面：一是针对病因的治疗；二是抗纤维化治疗；三是定期的保肝治疗；四是针对并发症的对症治疗。

（1）针对病因治疗：对于乙肝肝硬化而言，抗病毒治疗是抗肝纤维化治疗的基础。有研究表明，部分病例经过有效的抗病毒治疗后，肝组织病理学可见纤维化甚至肝硬化有所减轻。

（2）抗纤维化治疗：中医药在抗纤维化和肝硬化的治疗中有明显优势。根据中医学理论和临床经验，肝纤维化和肝硬化属正虚血瘀范畴，因此，对慢性乙型肝炎肝纤维化及早期肝硬化的治疗，多以活血化瘀、益气养血或兼以滋补肝肾为主。据报道，国内多家单位所拟定的多个抗纤维化中药方剂均有一定疗效；笔者在临床上运用中医辨证论治，确能明显改善肝硬化患者的临床症状、促进肝功能恢复、促使纤维组织病变好转等。今后应进行大样本的严格规范的研究工作，以进一步验证中医抗纤维化的临床疗效。

关于中医抗纤维化的治疗部分，笔者将在后面章节详细叙述。

（3）定期的保肝治疗：是一种积极的预防性或保护性治疗措施。目的在于通过定期的保肝治疗，保护尚未硬化的肝细胞组织，从而阻止或延缓肝硬化的进程。这种治疗措施对于早期肝硬化而肝功能长期反复异常的患者尤其必要。笔者个人的意见：一是早期肝硬化患者不要等到肝功能异常时才入院进行保肝治疗，因为那时肝硬化已处于"活动期"，肝硬化病情仍在进展，此时才去治疗是被动、滞后的；二是治疗最好以静脉滴注给药为主，而不宜长期依赖于口服药物，因为口服药物都经过肝脏代谢，长期依赖于口服药会加重肝脏负担，部分药物毒性甚至会损坏肝功能。

（4）针对并发症的对症治疗：主要是针对前面章节所叙述的并发症，即上消化道出血、肝硬化腹水、原发性腹膜炎、肝性脑病和肾衰竭等的对症治疗。由于肝硬化并发症的出现，主要是由于硬化后肝功能失代偿导致的多系统、多脏器、多方面的症状表现，所以其对症治疗也涉及诸多方面，临床上多根据其轻重缓急，机动地进行处理，而非一成不变，但以控制病情、挽救生命为原则。

需要强调的是，肝硬化患者的治疗，尚需要减少劳累（如重体力活动、熬夜、过度地性生活等）、注意休息；加强营养；忌酒；保持乐观的心情、减少精神刺激等配合。

第三章　丙型病毒性肝炎

一、丙型肝炎病毒（HCV）

过去称为输血后或体液传播型非甲非乙型肝炎病毒。丙型肝炎病毒是多变异病毒。目前丙型肝炎病毒标志主要有抗－HCV与 HCV－RNA。

抗－HCV 阳性，反映丙型肝炎病毒感染的存在而非保护性抗体。抗－HCV 的检测可用于丙型肝炎病毒感染的初筛。但由于一些血透析、免疫功能缺陷和自身免疫性疾病患者可能出现抗－HCV 假阳性，因此，丙型肝炎病毒的感染与否还应结合 HCV－RNA 的检测结果。也就是说，对抗－HCV 阳性的患者，需要通过 HCV－RNA 的检测结果来确诊是否为慢性丙型肝炎病毒感染者。

HCV－RNA 阳性，反映丙型肝炎病毒现存感染的存在、病毒的复制与传染性。HCV－RNA 的检出对丙型肝炎的确诊有重大价值，对药物治疗评估有重大意义。在丙型肝炎病毒急性感染期，血清中的病毒基因（HCV－RNA）水平可达到 $10^5 \sim 10^7$ 拷贝/毫升；在丙型肝炎病毒慢性感染者中，HCV－RNA 水平在不同个体之间存在很大差异，变化范围在 $5 \times 10^4 \sim 5 \times 10^6$ 拷贝/毫升之间，但同一名患者血液中 HCV－RNA 水平相对稳定。由于血液中丙型肝炎病毒浓度很低，不易被检出，故 HCV－RNA 阴性，并不肯定排除传染性的存在。

抗－HCV 与 HCV－RNA 两者是相互认证、相互补充、相辅相成的病毒感染标志。抗－HCV对是否为丙型肝炎病毒感染诊断参考价值大，可用作对丙型肝炎病毒感染者的"粗筛"；而HCV－RNA对确定病毒的存在有重大意义。HCV－RNA定性检测的特异度在98%以上，对于抗－HCV阳性的丙型肝炎病毒感染者来说，只要有一次HCV－RNA阳性，即可确诊丙型肝炎病毒感染。

此外，HCV－RNA除反映现存病毒的感染、病毒的复制与传染性外，对于考核抗病毒药物的治疗效果方面也有极大的价值。

我国一般人群抗－HCV的阳性率为3.2%。各地抗－HCV阳性率有一定差异，以长江为界，北方（3.6%）高于南方（2.9%）。

二、丙型肝炎的传播途径

丙型肝炎病毒主要经输血传播；散发性、非经输血获得的丙型肝炎病毒感染，主要通过密切的生活接触和注射等方式传播。

（一）血液传播

是丙型肝炎病毒的主要传播途径，主要有：①经输血和血制品传播。我国自1993年对献血员筛查抗－HCV后，该途径得到了有效控制。但由于抗－HCV存在窗口期、抗－HCV检测试剂的质量不稳定以及少数感染者不产生抗－HCV，因此，无法完全筛除HCV RNA阳性者，大量输血和血液透析仍有可能感染丙型肝炎病毒。②经破损的皮肤和黏膜传播。这是目前最主要的传播方式，在某些地区，因静脉注射毒品导致丙型肝炎病毒传播占60%~90%。使用非一次性注射器和针头、未经严格消毒的牙科器械、内镜、侵袭性操作和针刺等也是经皮传播的重要途径。一些可能导致皮肤破损和血液暴露的传统医疗方法也与丙型肝炎病毒传播有关；共用剃须刀、牙刷、文身和穿耳环孔等也是丙型肝炎病毒潜在的经血传播方式。

（二）性传播

与丙型肝炎病毒感染者性交及有性乱行为者感染丙型肝炎病毒的危险性较高。同时伴有其他性传播疾病者，特别是感染人类免疫缺陷病毒（HIV，即艾滋病病毒）者，感染丙型肝炎病毒的危险性更高。

（三）母婴传播

单纯抗 - HCV 阳性母亲将丙型肝炎病毒传播给新生儿的危险性为 2%，若母亲在分娩时 HCV - RNA 阳性，则传播的危险性可高达 4% ~ 7%；合并 HIV（艾滋病病毒）感染时，传播的危险性增至 20%；丙型肝炎病毒高载量可能增加传播的危险性。

（四）不明原因传播

在近年来门诊工作中，经常遇到许多丙肝患者或丙肝病毒携带者，经详细询问病史，并没有上述的传播经历，何时、通过什么途径感染上丙型肝炎病毒也不清楚，其中尤以我国吉林省和黑龙江省人的病例居多，并发现有 10 余例在一个家庭中 2 ~ 3 人共同感染丙型肝炎病毒，说明有明显的家庭聚集现象。从饮食习惯来看，是否与当地喜欢涮吃生牛肉或生狗肉有关？有待考证。笔者总结了 2006 ~ 2007 年青岛市传染病医院共 98 例丙型肝炎患者，否认输血或血制品途径感染并否认性传播和母婴传播者 49人（男性 25 人，女性 24 人）占 50%，这其中 38 人来自吉林、黑龙江、内蒙古等三省地区，占不明原因传播者的 77.55%。

三、丙型肝炎的临床表现特点

（1）急性丙型肝炎潜伏期 15 ~ 150 天，平均 50 天，与甲、乙型肝炎相比较，起病更慢或不明显，无典型前驱期表现，少见发热。

（2）急性丙型肝炎症状较轻，部分患者无明显症状，表现为隐匿性感染，无症状的转氨酶轻、中度升高是其主要表现形式。

（3）急性患者在起病前 12 日即有传染性，起病后血中 HCV - RNA 阳性代表有传染性，而抗 - HCV 要到起病后两周以上才阳转。

（4）急性丙型肝炎患者中 50% 以上转为慢性，因而慢性患者是丙型肝炎的主要传染源。

（5）大多数患者表现为无黄疸型。

（6）由于丙型肝炎病毒的变异能力很强，在丙型肝炎病毒感染过程中，新的突变株不断出现以逃避宿主的免疫清除作用，因而 ALT 升高程度较低，但常不易恢复，且以持续异常与反复异常为主要特征，而呈慢性经过。

（7）肝功能表现特点：ALT、天冬氨酸氨基转移酶（AST）水平变化可反映肝细胞损害程度，但 ALT、AST 水平与丙型肝炎病毒感染引起的肝组织炎症程度和病情的严重程度不一定平行；急性丙型肝炎患者的 ALT 和 AST 水平一般较低，但也有较高者。急性丙型肝炎患者的血清白蛋白、凝血酶原活动度和胆碱酯酶活性降低较少，但在病程较长的慢性肝炎、肝硬化或重型肝炎时明显降低，其降低程度与疾病的严重程度成正比。

慢性丙型肝炎患者中，约 30% ALT 水平正常，约 40% ALT 水平低于 2 倍正常值上限，虽然大多数此类患者只有轻度肝损伤，但有部分患者可发展为肝硬化。

四、丙型肝炎的自然进程

暴露于丙型肝炎病毒后 1 ~ 3 周，在外周血可检测到 HCV RNA。但在急性丙型肝炎病毒感染者出现临床症状时，仅有 50% ~ 70% 患者抗 – HCV 阳性，3 个月后约 90% 患者抗 – HCV 阳转。

感染丙型肝炎病毒后，病毒血症持续 6 个月仍未清除者为慢性感染，丙型肝炎慢性化率为 50% ~ 85%。感染后 20 年，儿童和年轻女性肝硬化发生率为 2% ~ 4%；中年因输血感染者为 20% ~ 30%；一般人群为 10% ~ 15%。40 岁以下人群及女性感染丙型肝炎病毒后自发清除病毒率较高；感染丙型肝炎病毒时年龄在 40 岁以上、男性及合并感染 HIV（艾滋病病毒）并导致免疫功能低下者可促进疾病的进展。合并乙型肝炎病毒感染、嗜酒（50g/d 以上）、脂肪肝、肝毒性药物等也可促进疾病进展。

丙型肝炎病毒相关的 HCC（原发性肝细胞癌）发生率在感染 30 年后为 1% ~ 3%，主要见于肝硬化和进展性肝纤维化患者，一旦发展成为肝硬化，HCC 的年发生率为 1% ~ 7%。上述促进丙型肝炎进展的因素以及糖尿病等均可促进 HCC 发生。输血后丙型肝炎患者的 HCC 发生率相对较高。发生肝硬化和 HCC 患者的生活质量均有所下降。

肝硬化和 HCC 是慢性丙型肝炎患者的主要死因，其中失代偿期肝硬化为最主要原因。有报道，一旦发生肝硬化，10 年存活率约为 80%，如出现失代偿，10 年的存活率仅为 25%。

五、丙型肝炎的抗病毒治疗

抗病毒治疗是丙型肝炎的首选治疗方法。当然，在肝功能明显异常的情况下，亦应结合保肝治疗。

丙型肝炎抗病毒治疗选用干扰素联合利巴韦林（即病毒唑）。

α 干扰素（IFN‐α）是抗丙型肝炎病毒的有效药物，包括普通干扰素（普通 IFN‐α）和聚乙二醇化干扰素 α（2a 和 2b）即长效干扰素（派罗欣、佩乐能）。后者是在 IFN‐α 分子上交联无活性、无毒性的 PEG 分子，延缓 IFN‐α 注射后的吸收和体内清除过程，其半衰期较长，每周 1 次给药即可维持有效血药浓度。PEGIFN‐α（长效干扰素）与利巴韦林联合应用是目前最有效的抗病毒治疗方案，其次是普通 IFN‐α 与利巴韦林联合疗法，均优于单用 IFN‐α。国外最新临床试验结果显示，PEGIFN‐α‐2a（180μg）每周 1 次皮下注射联合利巴韦林口服治疗 48 周，持续病毒学应答（SVR）率可达 54%～56%；普通 IFN‐α（3MU）肌内注射每周 3 次联合利巴韦林治疗 48 周的 SVR 率稍低，为 44%～47%；单用 PEGIFN‐α‐2a 或普通 IFN‐α 治疗 48 周的 SVR 率分别仅为 25%～39% 和 12%～19%。因此，如无利巴韦林的禁忌证，均应采用联合疗法。

笔者运用普通干扰素、利巴韦林、优思弗（熊去氧胆酸）三联用药，供观察治疗 67 例丙型肝炎患者，观察期为 24 个月。结果共有 42 例 HCV RNA 阴转，其阴转率为 62.68%。优思弗（熊去氧胆酸）对于慢性丙型肝炎特征性的组织学改变如胆管损伤、小叶内肝细胞脂肪变性等，具有较好的针对性的治疗作用，与干扰素和利巴韦林联合会起到更好的治疗效果。

一般认为，只有确诊为血清 HCV RNA 阳性的丙型肝炎才需要抗病毒治疗。

对于急性丙型肝炎：IFN‐α（干扰素）治疗能显著降低急性丙型肝炎的慢性化率，因此，如检测到 HCV RNA 阳性，即应开始抗病毒治疗。建议给予普通 IFN‐α 3MU，隔日 1 次肌内或皮下注射，疗程为 24 周，应同时服用利巴韦林 800～1000mg/d。

近几年来，国内外都报道了试用干扰素治疗急性丙型肝炎得确切疗效。从大量资料来看，IFN‐α 治疗急性丙型肝炎确可降低血清 ALT 以及抑制丙型肝炎病毒的复制、甚至清除 HCV RNA 的疗效。国内外已达成共识——认为干扰素是目前治疗丙型肝炎的较好的抗病毒药物，并且认为，干扰素治疗丙型肝炎的疗效在急性丙型肝炎优于慢性丙型肝炎。因此，在丙型肝炎病毒感染早期，采用 IFN - α 抗病毒治疗，多数可望使 HCV RNA 阴转，从而防止和减少急性丙型肝炎慢性化，亦可降低肝硬化及原发性肝癌的发生率。因此主张对急性丙型肝炎使用干扰素治疗。

国外亦有专家认为，急性丙型肝炎不需要向慢性丙型肝炎那样治疗一年时间，不需要干扰素和利巴韦林联合应用，只需单用干扰素，并且治疗成功率不亚于甚至与慢性丙型肝炎一样好。对急性丙型肝炎，如果能够早期治疗，一般会得到较好的应答率、甚至可以达到 100% 的应答。

对于慢性丙型肝炎，无论血清转氨酶正常或轻度升高、转氨酶持续或反复升高，只要 HCV RNA 阳性，又无药物禁忌，均适合给予抗病毒治疗，早期治疗的效果较好。在干扰素的选择上，笔者体会，普通干扰素与长效干扰素的治疗效果无明显区别，而且药物反应小，又较为经济。

六、利巴韦林的药物禁忌证

表3　利巴韦林的药物禁忌证

绝对禁忌证	相对禁忌证
妊娠	未控制的高血压
严重心脏病	未控制的冠心病
肾功能不全	Hb < 100g/L
血红蛋白病	
Hb < 80g/L	

注：抗病毒治疗的患者及其配偶在治疗过程中和停药后 6 个月均应坚持避孕。

七、影响抗病毒治疗的因素

慢性丙型肝炎抗病毒治疗的疗效应答受多种因素的影响，下列因素有利于取得抗病毒应答：①病毒水平 $< 2 \times 10^6$ 拷贝/毫升；②年龄 < 40 岁；③女性；④感染丙型肝炎病毒时间短；⑤肝脏纤维化程度轻；⑥对治疗的依从性好；⑦无明显肥胖者；⑧无合并乙型肝炎病毒及 HIV（艾滋病病毒）感染者；⑨治疗方法：以 PEG – IFNα 与利巴韦林联合治疗为最佳。

第四章 戊型病毒性肝炎

一、戊型肝炎病毒（HEV）

戊型肝炎病毒通过胃肠道传播，循粪—口途径方式感染，定位在肝细胞，在肝细胞内复制，病毒随胆汁排出，经粪便散播。潜伏期末与急性早期的感染者粪便可检出戊型肝炎病毒。

抗 – HEV 是戊型肝炎病毒的特异性抗体，分别有 IgM 与 IgG 两种组分。两者在血清中可同步或先后出现，但抗 – HEV IgM 维持时间较短，抗 – HEV IgG 持续时间较长，达 6～12 个月，甚至多年后仍可检出。据报道，戊型肝炎病毒抗体 IgM 在发病 1 个月内的检出率高达 92.8%；而其 IgG 抗体 1～2 年后仍然在 48% 的患者血清中持续呈阳性，随访中无一例再度感染戊型肝炎病毒。说明戊型肝炎病毒抗体 IgG 对人体具有保护作用。

戊型肝炎只有急性感染者是重要传染源。慢性感染或病毒携带状态尚未获确切证据具传染性。饮用水污染是戊型肝炎暴发流行的主要传播方式。人类对戊型肝炎病毒普遍易感。病后有一定的免疫。我国北部地区发生过戊型肝炎水型暴发性流行，1986—1988 年在我国新疆南部地区，曾发生两起戊型肝炎水型流行，共发生 119 280 例，持续时间共 18 个月，是由于水源受到持续污染所致。全国也有散发性病例，后者可能以日常生活接触型传播为主，发病以成年人为多见。

二、戊型肝炎的临床表现特点

急性戊型肝炎潜伏期 10 ~ 70 天，平均 40 天；潜伏期末期和急性期患者是戊型肝炎病毒的主要传染源。

戊型肝炎的临床表现与甲型肝炎相似，但病情较严重，具有以下临床特点。

（一）病程进展快、病情严重

大多数戊型肝炎患者起病较急，初期即出现严重的消化道症状，表现纳呆、厌油腻、恶心、呕吐、腹胀、肝区不适，伴有尿黄和极度乏力等；约 30% 或以上的患者伴有发热，体温 38 ~ 39℃，并常误作感冒治疗而加重或延误病情。高黄疸、高转氨酶，总肝红素指数多在 80 ~ 250μmol/L；谷丙转氨酶 400 ~ 5000U/L。另外，血清谷氨酰转肽酶（γ - GT）显著异常。部分病例短期内血清白蛋白（ALB）明显下降、凝血功能急剧恶化而导致重型肝炎。有一定的病死率。

（二）淤胆症状常见

黄疸较深、持续时间较长，伴有严重的皮肤瘙痒，大便呈灰白色，尿色红赤，查体见皮肤和巩膜颜色呈黄绿色。肝功能表现碱性磷酸酶（AKP）和转肽酶（γ - GT）明显异常。B 超有肝脾肿大表现。

（三）病情恢复较慢，病程较长

由于病情严重、免疫力低下和淤胆等原因，戊型肝炎经护肝、对症、支持治疗（如人工肝）后，早期病情好转较顺利，但在中、后期多表现为较长时期的低水平的肝功能异常，特别是黄疸指数多在 30 ~ 50μmol/L，缠缠绵绵，较难恢复正常，少数病例甚至有黄疸指数反弹、病情反复的表现，需要加以重视。一般病程为 1～3 个月；平均住院天数约 50 天左右。

（四）戊型肝炎可与任何一型肝炎病毒合并感染，易发生重型肝炎

若戊型肝炎重叠乙型肝炎病毒感染，则其中约 33% 的患者易发生重型肝炎，病死率较高。

（五）妊娠期合并戊型肝炎时病死率高于其他人群，并可引起早产、死胎

有报道病死率高达 40%；早产的胎儿病死率在 33% 以上。戊型肝炎病毒对孕妇影响相当严重，但其机制尚不清楚。

三、戊型肝炎的治疗

强调早期卧床休息、饮食宜清淡、应避免辛辣及海鲜食品。
药物治疗以保肝、退黄、降酶为原则。在肝损害严重者，应及时加用抗感染药物，一般选用三代头孢菌素类，4g/d，分两次静脉推注；或短期内应用糖皮质激素如地塞米松 5mg 入液体静脉滴注，对于缓解症状、控制病情发展有非常明显的效果。必要时应进行人工肝支持治疗。
戊型肝炎病死率一般 1%～2%，最高达 12%。妊娠后期合并戊型肝炎病死率 10%～20%，最高达 39%。

四、戊型肝炎的传染源

据广西疾病预防控制中心在《新发传染病杂志》的研究结果，认为人类戊型肝炎病毒感染的主要来源是猪，猪是人类戊型肝炎病毒感染的病毒库。
人类是戊型肝炎病毒的自然宿主，潜伏期末期和急性期患者

是 HEV（戊型肝炎病毒）的主要传染源。

五、戊型肝炎人群分布

根据青岛市传染病医院 2006～2007 年共 2 年 157 例戊型肝炎分析。男女患者的患病比例分别是 87.26% 和 12.73%，为 6.85 比 1，男性发病率明显高于女性；从年龄上来分析，患病年龄最小者 21 岁，最大者 86 岁，20～40 岁患者占 16.56%，40～60 岁患者占 58.59%，60 岁以上患者占 26.11%，可见发病以中老年居多、为戊型肝炎的易感人群。这和国内相关资料介绍是基本一致的。

六、戊型肝炎的流行特点及预防

戊型肝炎的流行有明显的季节性。从青岛市传染病医院常年收治的患者来看，散发性戊型肝炎主要发生在冬春季节，在每年的 2～5 月。大多数暴发或流行发生于雨季或洪水泛滥之后，容易造成饮用水污染，进而导致在短期内大量发病。

许多新入院的戊型肝炎患者，有在外面吃了生鱼片等海鲜或者没有烧熟的肉类食物及不洁就餐的经过。所以如果在食用上述食物 2～10 周内出现乏力，伴有厌食油腻、恶心、呕吐等消化道症状，应高度怀疑患了戊型肝炎，而应及时就医。

由于目前尚无戊型肝炎病毒疫苗供应，戊型肝炎的预防主要应做好以下几点：注意饮食卫生，不喝生水，水果蔬菜要冲洗干净；肉类、贝壳类海产品应煮熟烧透；不吃半生不熟的烧烤食品；不在不卫生的摊点就餐。

第五章　肝炎肝硬化

肝硬化是一种由慢性肝炎长期或反复发病，造成弥漫性肝损害，包括肝细胞变性、坏死、再生及再生结节形成，结缔组织增生、成纤维隔形成，终至肝小叶结构破坏及假小叶形成，临床上以肝功能损害及门静脉高压为主要表现，晚期常出现严重并发症。

一、肝硬化的病因

1. 病毒性肝炎

主要为乙型和丙型肝炎，在国内为肝硬化的主要病因。

2. 血吸虫病

又称血吸虫病性肝硬化。是由血吸虫卵主要在汇管区刺激结缔组织增生引起显著的门脉高压症。

3. 酒精中毒

其发病机制主要是酒精中间代谢产物（乙醛）对肝脏的直接损害。由于酗酒引起长期营养失调、降低了肝脏对某些毒性物质的抵抗力。

4. 药物或工业毒物

长期服用某些肝毒药物或长期反复接触某些化学毒物均可引起中毒性肝炎，最终演变为肝硬化。

5. 胆汁淤积

包括肝外胆管阻塞或肝内胆汁淤积，此时高浓度的胆酸和胆红素对肝细胞有损害作用，可致肝细胞变性坏死，久之则发展为肝硬化。其中，肝内胆汁淤积引起的肝硬化称为原发性胆汁性肝硬化；由肝外胆管阻塞引起的肝硬化称为继发性胆汁性肝硬化。

6. 循环障碍

慢性心衰主要是右心衰竭时，可使肝脏长期充血，肝细胞缺氧坏死，最终演变为肝硬化。

7. 慢性肠炎

慢性肠炎可引起消化、吸收和营养障碍，加上肠内毒素对肝脏的损害，均可引起肝细胞变性、坏死，演变为肝硬化。

8. 代谢紊乱

主要由遗传缺陷，导致某些物质的代谢障碍，沉积于肝脏，引起肝细胞变性、坏死，从而发展为肝硬化。如肝豆状核变性时的铜沉积于肝脏；血色病时铁沉积于肝内等。

9. 隐源性肝硬化

发病原因难以确定，称为隐源性肝硬化。常在体检时发现或起病即有肝硬化表现，大部分病例由乙肝病毒长期携带或与肝炎家族史有关。

10. 其他

营养不良或营养失调。

二、肝硬化的病理分类

小结节：硬化结节直径在 3mm 以内，大小均匀。此型肝硬化最常见。

大结节：硬化结节最大直径可达 3 ~ 5cm。多由急骤发展的病毒性肝炎所致。

混合型：硬化结节大小混合出现。

三、肝硬化的病理

肝脏在上述病因的长期或反复作用下，肝细胞不断地变性和坏死，肝小叶的纤维支架亦遭到破坏，再生的肝细胞不能沿原支架排列，而形成不规则排列的肝细胞团（再生结节）。同时在汇管区和包膜下有纤维结缔组织增生。增生的结缔组织不仅包围着再生结节，且还可向肝小叶内延伸，并与小叶内的结缔组织纤维联结成膜样间隔，将残存的肝小叶重新分割，改建成为假小叶，这就是肝硬化的典型形态变化。

在肝硬化的发展过程中，肝细胞的坏死、再生结节的形成、肝组织结构的改变和弥漫的结缔组织增生，造成肝脏内血循环的紊乱。这种严重的肝脏血循环障碍，不仅是形成门静脉高压症的基础，且更加重肝细胞的营养障碍，促使肝硬化进一步的发展。

肝脏常明显缩小、硬度增加、重量减轻，肝表面呈弥漫的细结节状。肝脏切面上，正常结构消失，被一些圆形或近圆形的岛屿状结节替代，结节周围有灰白色的结缔组织间隔呈轮状包围。

四、肝硬化的临床表现

通常肝硬化的起病隐匿，病程进展缓慢，病情亦较轻微，可隐伏 3～5 年，甚至 10 年以上。

肝硬化的临床表现，因肝功能代偿和失代偿而有所不同，分别介绍如下。

（一）代偿期

症状多较轻，缺乏特异性，常见乏力、食欲不振、恶心、厌油、腹胀、上腹不适或隐痛及腹泻等；其中乏力和食欲不振出现较早，且较突出。上述症状多呈间歇性，因过劳或伴发病而诱发，经适当休息或治疗后可缓解。

营养状况一般，肝脏轻度肿大，表面光滑，质地偏硬，无或有轻度压痛，脾脏可呈轻、中度肿大。肝功能检查结果多在正常范围或轻度异常。

部分病例呈隐匿性经过，只在手术或尸检时才被发现，这种病例并不少见。

（二）失代偿期

出现肝功能减退和门静脉高压所致的两大类临床表现。

1. 肝功能减退的临床表现

（1）全身症状：消瘦乏力，可有不规则低热；一般情况及营养状况多较差，重者形体憔悴、皮肤干枯粗糙、面色灰暗黝黑、口角炎、多发性神经炎及水肿等。

（2）消化道症状：常见食欲不振，甚至厌食，勉强进食后上腹不适与饱胀、恶心、呕吐，对脂肪、蛋白质耐受性差，稍进油腻肉食，即引起腹泻；终末期可出现中毒性鼓肠。上述症状的产生与下列因素有关：肝硬化时并发慢性胃肠道炎症，胰腺亦有时受累；门静脉高压引起消化道瘀血水肿；肠道菌群失调。

半数以上患者有轻度黄疸，少数有中度或重度黄疸。

（3）出血倾向及贫血：轻者出现鼻出血、齿龈出血，重者胃肠道黏膜呈弥漫性出血及皮肤紫癜等。主要由于肝脏合成凝血因子减少，以及脾功能亢进等引起的血小板减少所致，毛细血管脆性增加是出血倾向的附加原因。常有不同程度贫血，是由于营养缺乏、肠道吸收功能低下、失血和脾亢等因素引起。

（4）内分泌失调：雌激素、醛固酮及抗利尿激素增多，其原因之一是由于肝脏灭活功能减弱所致。雌激素增多时，使雄性激素减少，肾上腺糖皮质激素有时亦减少。

基于雌激素与雄激素之间的平衡失调，男性患者常有性欲减退、睾丸萎缩、毛发脱落、乳房发育；女性患者有月经不调、闭经、不孕等。此外，部分患者的面、颈、上胸、背部、两肩及上肢等处，可见蜘蛛痣和（或）毛细血管扩张；手掌发红称为肝掌，一般也认为与雌激素增多有关。

醛固酮增多时作用于远端肾小管，使钠重吸收增加，抗利尿激素增多时作用于集合管，使水的吸收也增加。水与钠的潴留，使尿量减少与水肿，对腹水的形成亦起重要促进作用。

由于肾上腺皮质功能受累，部分患者面部及其他暴露部位，可见皮肤色素沉着，出现特征性的"肝病面容"。

2. 门静脉高压症的临床表现

在肝硬化发展过程中，肝细胞的坏死、再生结节的形成、结缔组织增生和肝组织结构的改建，使门静脉和肝静脉小支闭塞、扭曲、改道，门静脉血流障碍，导致门静脉压力增高；此外，还由于肝动脉-门静脉之间形成短路，肝动脉压力通过短路向门静脉传导，使门静脉压进一步增高。另外，门静脉与肝静脉之间也有短路形成，门静脉血液可不经肝小叶，通过短路直接注入肝静脉，使肝细胞发生营养障碍，促使肝硬化进一步发展。

门静脉高压症的临床表现如下：

（1）脾肿大：脾脏因瘀血而肿大，为正常的2~3倍，部分可平脐或达脐下。上消化道出血时，脾脏可暂时缩小，甚至不能触及。如发生脾周围炎，可引起左上腹部隐痛或胀痛。脾肿大常伴有白细胞、红细胞及血小板计数减少，亦称为脾功能亢进。

（2）侧支循环的建立和开放：门静脉压力增高后，来自消化道器官和脾脏等的回心血液受阻，被迫另找出路，于是在许多部位与体循环之间建立侧支循环。

临床上比较重要的侧支循环有：

食管下段和胃底静脉曲张，常因粗糙、刺激性食物或腹内压突然增高而破裂出血，发生呕血、黑粪及休克等症状；

腹壁和脐周围静脉曲张，即在腹壁与脐周可见紧张迂曲的静脉，以脐为中心向上及下腹壁延伸，若脐周静脉异常明显曲张，有时听诊可闻连续的静脉杂音；

痔核形成：门静脉系统的直肠上静脉与腔静脉系统的直肠

中、下静脉吻合扩张形成痔核，破裂时引起便血。

五、肝硬化的并发症

（一）腹水

腹水是肝硬化最突出的并发症之一，其形成与下列因素有关：

门静脉内压力增高时，腹腔脏器毛细血管的滤过压增高，组织液回吸收减少而漏入腹腔；

血清白蛋白减少，低于 28g/L 时，血浆胶体渗透压降低，促使血浆外渗；

肝静脉血流受阻、肝窦瘀血，血浆自肝窦渗透到窦旁间隙，使肝淋巴液生成增加，如肝淋巴回流量超过了胸导管引流输送能力，便有大量淋巴液自肝包膜表面及肝门淋巴管壁溢出，形成腹水；

肾脏因素：失代偿期患者，有效循环血容量与肾血流量减低，致肾小球滤过率下降，继发性醛固酮增多和抗利尿激素的增多，使近端肾小管钠重吸收增加，水钠潴留，促进腹水的形成。

腹水出现以前，常发生肠内胀气，大量腹水使腹内压显著增高时，形成脐疝，肚脐外突，并使横膈抬高而致呼吸困难和心悸。部分腹水患者伴有胸水，后者系腹水通过横膈淋巴管进入胸腔所致。

（二）上消化道出血

为最常见的并发症。曲张的食管静脉或胃底静脉可因粗糙食物、饱食、大便用力、化学性刺激及腹内压增高等因素而突然破裂，发生呕血和黑粪。如出血量较大时，可引起出血性休克或诱发肝性昏迷，甚至死亡。在肝硬化上消化道出血病因中，部分患者是并发急性胃黏膜病变或消化性溃疡所致。

（三）感染

肝硬化患者由于抵抗力低、肝脏枯否细胞功能减退，且门体侧支循环的开放增加了细菌进入体内的机会，故常发生感染而引起支气管炎、肺炎、胆囊胆管炎、自发性腹膜炎及败血症等。

自发性腹膜炎的致病菌多为大肠杆菌和副大肠杆菌，一般起病较急，常表现为腹痛和腹胀，起病缓者多以低热或不规则发热开始，伴有腹部隐痛、恶心、呕吐与腹泻等；患者腹水迅速增长，严重时出现中毒性休克。体检发现腹膜刺激征，血液白细胞计数增加；腹水因被原有漏出性腹水所稀释，故其性质介于漏出液和渗出液之间。

（四）肝肾综合征

肝硬化失代偿期，尤其有大量腹水时，可出现功能性肾衰竭，既往称为肝肾综合征。其特征为氮质血症、少尿，但肾脏缺乏重要病变，说明肝硬化并发肾衰竭大多是功能性的而非器质性损坏。

功能性肾衰竭的发病与下列因素有关：大量腹水形成时循环血容量降低，致肾脏有效血容量减少、肾小球滤过率及肾血流量下降；肝衰竭时，肝脏对血液中内毒素的消除能力减弱，加重了肾脏损害。此外，因进食减少、呕吐腹泻、利尿药的应用等可进一步减少血容量。

（五）肝性脑病

即肝昏迷，是晚期肝硬化的最严重并发症之一，也是最常见的死亡原因。

六、肝硬化的血常规和肝功能表现特点

（一）血常规

在代偿期多正常，失代偿期常有轻重不等的贫血表现，脾功能亢进时，白细胞和红细胞、血红蛋白及血小板计数减少。

（二）肝功能

肝硬化患者血清胆红素常有顽固性的不同程度的增高，治疗后不易消退。血清转氨酶呈轻度持续或反复升高，在失代偿期由于肝细胞坏死严重，而表现为 AST（谷草转氨酶）升高幅度比 ALT（谷丙转氨酶）明显，凝血酶原活动度（PTA）下降，血清白蛋白降低，球蛋白增高。

第六章　淤胆型肝炎

淤胆型肝炎是以肝内胆汁淤积为主要表现的病毒性肝炎，又称"毛细胆管型肝炎"。本病可发生于任何一种病毒性肝炎的急性期或慢性期，病程较长，恢复很慢，一般病程持续 3~4 个月，个别可迁延至半年以上。其中急性淤胆型肝炎以乙型病毒性肝炎较多见，约占 36.5%，其次为戊型肝炎和甲型肝炎，分别占 20% 和 5% 左右；而慢性淤胆型肝炎则主要见于慢性乙型肝炎及肝硬化患者，发生率较急性的要高。

一、淤胆型肝炎的临床特点

（一）黄疸很重

表现为高黄疸，而全身情况及消化道症状如腹胀、食欲缺乏、恶心、呕吐等相对较轻。

大多数患者血清总胆红素常超过 $171\mu mol/L$ 以上，黄疸以直接胆红素为主，并持续 2~4 个月或更长时间，但患者食欲尚好，消化道症状并不随黄疸加深而加剧，某些患者症状反而可减轻或消失。

（二）黄疸呈肝内梗阻表现

黄疸出现后数天，患者可出现皮肤瘙痒，大便颜色变浅呈灰白色，少数有腹泻，皮肤瘙痒甚至达到难于忍受程度，尤以夜间更重，甚至影响到睡眠与休息。患者除深度黄疸外，常伴有心律减慢，肝脏肿大，肝区叩击痛。

二、淤胆型肝炎的肝功指标表现特征

（一）酶疸分离表现

血清总胆红素显著增高，少数甚至超过 $300 \sim 400 \mu mol/L$，而转氨酶 ALT 和 AST 增高程度相对较小，甚至在 ALT 和 AST 开始降低时，黄疸指数仍持续上升。

（二）碱性磷酸酶（AKP）和谷氨酰转肽酶（$\gamma - GT$）明显升高；胆固醇中度升高

（三）黄疸程度与 PTA 分离表现

既黄疸程度虽然很重，而 PTA（凝血酶原活动度）则大于 40% 以上。

三、淤胆型肝炎的治疗

淤胆型肝炎除一般的保肝降酶退黄治疗外，当首选以下治疗方法。

（一）皮质激素

如地塞米松 $5 \sim 10mg$ 配液体静脉滴注，一周后逐渐减量，疗程在 2 周左右。

（二）思美肽或优思福

用法见前述"保肝、降酶、退黄"治疗章节。

（三）中药制剂

以疏肝解郁、活血凉血为治疗原则，多以汤剂口服。中药治疗本病优势明显。

（四）人工肝血液净化治疗

黄疸程度较重，超过 $200\,\mu$mol/L 以上者，可考虑人工肝治疗，本病如治疗及时，预后良好。

第七章 妊娠期肝病的诊断与治疗

一、正常妊娠期肝脏的改变

正常妊娠对肝功能有一定影响。妊娠后期血清白蛋白及丙种球蛋白均可下降；血清总胆红素多属正常，约15%妊娠妇女有轻度黄疸表现；血清碱性磷酸酶（AKP）轻度增高，其增高主要来自胎盘碱性磷酸酶，故分娩后很快下降；血清总胆固醇在半数以上妊娠妇女均呈增高；妊娠妇女约在第5周开始其血清中甲胎蛋白（AFP）含量增高，在第35~36周时达高峰，分娩后母体血清甲胎蛋白在12天以内恢复至正常水平；约4%左右妊娠妇女血清谷丙转氨酶（ALT）可轻度升高；50%妊娠妇女血清乳酸脱氢酶（LDH）增高。

妊娠时体内雌激素的生理活性增高，故有1/3~2/3的孕妇出现程度不同的蜘蛛痣和（或）肝掌，一般于分娩后2个月消失；妊娠晚期增大的子宫可将肝推挤向右后方移位，常使孕妇感到右上腹隐隐不适；妊娠期肝脏可以轻度增大。

上述资料提示妊娠对肝有潜在损害，若再受其他不良因素影响，如感染、药物、出血、营养不良或麻醉等，可加重肝脏负担，导致严重后果。

二、与妊娠有关的肝脏疾病

（一）妊娠急性脂肪肝

又称"妊娠期急性黄色肝萎缩"。本病多发生于初产妇及妊娠高血压综合征患者，尤其是双胎孕妇，多在妊娠最后 3 个月发生。

本病病因未明，常与营养不良并存，其肝损伤亦与试验性蛋白质或氨基酸缺乏所致者相似。肝由于实质的变性，体积略有缩小，多数病例肝小叶中央区肝细胞弥漫性脂肪变性，仅汇管区周围有正常肝细胞存在，脂肪变性的肝细胞有空泡形成，病者如能存活则肝细胞内脂肪所形成的空泡可于产后 5 周内消失而恢复正常。

本病的临床表现为，常于妊娠晚期 30~38 周急剧起病，先有上腹疼痛，持续性恶心、呕吐、甚至吐血，数天后出现黄疸并迅速加深，常无搔痒，很快发生昏迷及弥漫性血管内凝血。

化验检查，ALT 升高，总胆红素常在 $170\mu mol/L$ 左右，血糖低，血清白蛋白降低，γ 球蛋白升高，β 脂蛋白升高，血氨升高；常伴发胰腺炎，故血清淀粉酶常升高；本病呈阻塞性黄疸，但尿胆红素为阴性，可能与肾小球基膜增厚有关；约半数有早期肾衰竭的表现；30% 伴有妊高征；超声检查呈典型的脂肪肝波形。

治疗方面主要是对症及支持疗法，尚无特效治疗药物。终止妊娠能改善预后，经积极准备后迅速终止妊娠，以在麻醉下剖宫分娩为宜。

本病母婴死亡率可高达 65%~90%。常在病后 1~2 周胎儿死于宫内或排出死胎。病者从发病到死亡常为 1~2 周，短者仅 3 天，长者可在 1 月或以上。通过早期诊断，及时终止妊娠，可使母婴的死亡率分别下降至 8%~14%。再次妊娠时此病一般不再复发，所以允许再次怀孕。

（二）妊娠肝内胆汁淤积症

亦称"妊娠期特发性黄疸"或"妊娠瘙痒症"，多发于妊娠晚期，我国上海、重庆等地属高发地区。

病因尚未清楚，有认为与妊娠期血中雌激素水平急剧升高有关，亦有认为本病与口服避孕药有关。

本病病理变化为：肝组织活检可见肝小叶中心区毛细胆管内有淤胆及胆栓，但无肝细胞坏死及炎症，由于肝内胆汁向肠道分泌不足，使维生素 K 吸收减少，肝脏合成凝血因子减少，而导致产后出血。胎盘中滋养叶细胞肿胀，数量增多，绒毛间隙缩小，导致胎盘血流灌注不足，使胎儿缺氧，可发生死胎、死产和新生儿死亡。

本病多发生于妊娠的最后 3 个月，特点是常伴有明显的皮肤瘙痒，以手掌及脚掌最为明显，有时因奇痒而不能入睡。可发生于黄疸出现前 1～2 周，亦可与黄疸同时出现，分娩后 2 天内瘙痒可迅速缓解，7 天内消失。黄疸多为中度，血清总胆红素一般不超过 85μmol/L，以直接胆红素为主，尿胆红素阳性，大便颜色变浅。分娩出的新生儿有黄疸，但会逐渐消退。孕妇的黄疸于产后 1～4 周内消退，再次妊娠可再出现黄疸，且黄疸持续时间较上次延长。孕妇一般情况良好。

化验检查，血清碱性磷酸酶（AKP）、γ-谷氨酰转肽酶（γ-GT）均明显增高，胆固醇可较正常值增高 2～4 倍，血清胆酸升至 10～100 倍，ALT 可正常，亦可升至 3-4 倍以上，凝血酶原时间正常或延长至 2 倍。

本病无特殊疗法，瘙痒严重者可试用消胆胺（考来烯胺）。

由于本病导致早产率可高达 30%，引起围产儿死亡率高达 11%，为正常的 8 倍，因此应注意产科处理，包括胎儿监护、及时终止妊娠、产程中严密注意胎心、羊水性状及产程进展，加强产后出血的预防。

（三）妊娠高血压综合征与肝损害

妊娠高血压综合征简称为妊高征。为发生在妊娠 20 周后，临床上出现高血压、水肿和蛋白尿三大综合征者。重症妊高征有脑、肾及肝的缺血及损害，约有 40% 出现黄疸。

本病患者肝血流量可较正常妊娠者下降 50% ~60%，肝发生变性、坏死。肝损害的临床表现主要为恶心、呕吐、右上腹或剑突下疼痛、黄疸、肝区有压痛。因肝脏合成凝血因子功能不足，可有出血倾向，易发生胎盘早期剥离和产后出血。可发生 HELLP 综合征（溶血、转氨酶升高、血小板减少）。

实验室检查可有血清总胆红素轻度增高，ALT、乳酸脱氢酶、碱性磷酸酶均轻中度增高，或有血氨增高及凝血因子缺乏。

本病按产科对妊高征的处理原则，肝功能不全时按重症肝炎治疗。重度妊高征出现黄疸，肝损害明显，需尽早予以引产，终止妊娠有助于病情恢复。HELLP 综合征一旦确诊应及时终止妊娠。

三、妊娠伴发病毒性肝炎

（一）妊娠伴发急性黄疸型肝炎

病毒性肝炎流行期间，孕妇急性肝炎的发病率较非孕妇明显升高，且妊娠期患急性肝炎后病情较重，较易进展为重型肝炎。

妊娠伴发急性黄疸性肝炎的临床表现、病程、肝病理学改变、实验室检查基本与非妊娠的肝炎相同。但有以下不同：①如孕妇原有恶心、呕吐，患肝炎后这些症状可加重。②因维生素 B 族缺乏而致舌炎及口角炎较多。③皮肤瘙痒及心动过缓少见。④肝功能显示肝损害较重。⑤较易引起产后出血。⑥尤其是晚期妊娠者发生重症肝炎者较多。妊娠并发戊型肝炎病死率可高达

40% 以上。

妊娠妇女患重症肝炎可以突然感到严重腹痛、头痛、持续呕吐、脉率增快以及呕吐后有显著口渴感，经 1~3 周后，黄疸出现并迅速加深，继之而发生皮肤、黏膜及消化道出血，嗜睡，定向力丧失以至昏迷。大部分孕妇在症状出现后 7~10 天分娩出早产儿，多为死婴。

诊断时对于有一次 ALT 轻度升高的孕妇，必须有正确估计，不可认为 ALT 轻度升高无关紧要，也不可片面做出伴发病毒性肝炎的诊断，必须进行密切随访综合进行分析。对于妊娠期发生黄疸，应尽快明确诊断，尤其是妊娠急性脂肪肝、重症妊高征伴有黄疸、妊娠合并药物性肝炎等均发病急、易致肝衰竭、病死率高，但与非妊娠患者的重症病毒性肝炎在处理方面又有原则区别，所以及时诊断、及时治疗非常重要。

病者应严格卧床休息，高蛋白饮食，密切观察病情。如症状较重或黄疸较深者应及时住院，按重症肝炎观察和治疗。一般不主张终止妊娠，如有流产，应注意避免大出血，分娩时尽量缩短产程。如有出血倾向，应输凝血酶原复合物，新鲜血液及各种止血药物。

(二) 妊娠伴其他类型病毒性肝炎

妊娠伴慢性乙型肝炎者，应在整个孕期严密观察病情，一般应每月复查肝功能一次，如病毒处于低复制期（"小三阳"；HBV DNA 水平在 10^5 拷贝/毫升以下或为阴性），肝功能正常或轻度异常者，处理方面只需强调休息和高蛋白饮食，一般不会引起严重后果。如肝功能明显异常，ALT 水平在 200U/L 以上，有明显的黄疸，且消化道症状（恶心、呕吐、腹胀、厌食）较重者，应及时住院观察治疗，避免导致病情的恶化、甚至诱发慢性重症肝炎。关于妊娠患者的保肝治疗，应注意有许多药物禁忌使用，降酶药物如甘利欣（包括甘草酸胺类药物）应绝对禁止，因其有水钠潴留作用易导致妊高征和妊娠心功能衰竭，如必须降酶，应以五味子类药物如联苯双酯、五酯片、肝炎灵等代替之。

妊娠伴有肝硬化者临床较少见。这是由于肝硬化的女性患者常有闭经、月经减少、无排卵周期、不孕不育和性欲减退。少数早期肝硬化的妊娠患者，由于肝功能代偿能力尚好，亦有怀孕的机会，但这些肝硬化患者一旦出现肝功能明显异常，则应高度重视，避免病情恶化。此外，如肝硬化已属晚期，肝代偿功能差或者已有明显食道静脉曲张，即使肝功能表现正常，妊娠亦会增加肝性脑病、食道静脉曲张出血、产后大出血的可能性，则应早期终止妊娠，处理上应尽量防止产后大出血，分娩时缩短产程，酌情给予输注凝血酶原复合物、纤维蛋白原、新鲜血或鲜血浆，同时防止上消化道出血。对于初诊已属妊娠晚期患者，一般应争取正常分娩而不行剖腹产，因此时患者对于手术耐受性很差，手术本身就可以引起严重后果。

四、妊娠时母体肝炎病毒对胎儿的影响

妊娠时母体肝炎病毒使新生儿感染的方式有以下三种。

（一）胎儿在宫腔内时，可通过胎盘而从母体感染肝炎病毒

乙型肝炎病毒的宫内感染一般统计占 10%～20%，有报道在胎儿心血及肝细胞中查见 HBsAg，并在肝细胞中发现与肝组织整合的 HBV DNA。宫内感染为乙肝病毒通过母血经胎盘渗入胎儿，或吞入含有乙肝病毒的羊水所致。

丙型肝炎病毒与乙肝病毒同为经血液传播，亦可能感染胎儿，但丙肝病毒血液中浓度很低，故母婴传播的危险性较小。

迄今未见有材料证明甲型、戊型肝炎病毒可通过胎盘感染胎儿，也不能使婴儿成为慢性甲型或戊型肝炎带毒者。

是否通过卵子或精子传播是一个值得注意的问题。有研究证明公鸭的 DHBV（鸭乙肝病毒）阳性可引起垂直传播。前面提到的乙型肝炎病毒在父亲与子女间传播，是日本《医学病毒学杂志》2007 年 7 月份的报道，他们通过"实验医学依据"，表明父亲可以而且经常传播乙肝病毒给他们的子女们；另有研究发现乙肝患者的 HBV DNA 可以整合到精子中。而据 2006 年 2 月《美国妇产科学杂志》，乙型肝炎病毒可感染卵子并在卵子内进行复制，认为这可能是乙肝病毒垂直传播的关键机制；中国西安交大第一医院对 30 名慢性乙型肝炎妇女的卵巢进行了 HBV 检测，结果发现在卵巢中有 HBV 表面抗原、核心抗原和 HBV DNA 存在。

（二）分娩过程中新生儿接触到母体中的血液或粪便而感染

乙肝病毒主要是在胎儿通过产道时，经过可能有损伤的皮肤黏膜而感染；或为经生殖器官渗出物和分娩物所感染。

（三）婴儿有可能在出生后通过乳汁感染

有报道检测初乳中 HBsAg 阳性占 71.49%（45/63）。

HBsAg 阳性的妊娠妇女，其所生的婴儿中有 45% ~ 50% 为 HBsAg 阳性；而 HBeAg 阳性者（即"大三阳"者），其婴儿约 90% 以上乙肝病毒为阳性，其中 80% ~ 90% 成为慢性携带者，此类新生儿发生慢性活动性乙型肝炎、肝硬化和肝癌的潜在危险性相当高。

妊娠伴发急性黄疸型肝炎对胎儿的不利影响，国内有报道妊娠晚期伴发急性黄疸型肝炎患者的早产率、死胎率及新生儿窒息率分别为 43%（37/86）、4.89%（4/89）、15.7%（14/89），均明显高于非肝炎妊娠组。

五、乙肝病毒母婴传播的预防

（一）采用乙肝免疫球蛋白和乙肝疫苗联合免疫阻断的方法来预防母婴传播

对 HBsAg 阳性或乙肝"大三阳"母亲的新生儿，应在出生后 24 小时内（最好在 12 小时内），尽早注射乙肝免疫球蛋白（HBIG），剂量应 ≥100IU（100 国际单位），同时在不同部位开始三针间隔接种乙肝疫苗（按照 0、1、6 个月程序），可有 90% ~95% 的预防效果。也可以在出生后 12 小时内先注射 1 针 HBIG，一个月后再注射第 2 针 HBIG，并同时在不同部位接种 1 针乙肝疫苗，间隔 1 和 6 个月分别接种第 2 和第 3 针乙肝疫苗，其预防效果可能高于前者。

新生儿按上述方法接种以后，可以接受 HBsAg 阳性母亲的哺乳。

通过上述免疫阻断的方法，女性的"大三阳"是完全可以怀孕的，而且可以生出健康婴儿。

对于 HBsAg 阴性母亲的新生儿，可单纯接种乙肝疫苗即可；新生儿时期未接种者一定要在日后进行补种。

（二）给孕妇注射乙肝免疫球蛋白的方法是不可取的

有报道，给携带乙肝病毒的孕妇在其怀孕的第七个月（即第 28 周）起，每月注射一针乙肝免疫球蛋白（200 国际单位），直至婴儿出生，可降低孕妇体内乙肝病毒水平，达到阻断乙肝病毒的母婴传播。这一方法已不可取，我国"乙肝防治指南"和国际上也都不建议这种方法。

因为通过阳性母亲进入婴儿体内的乙肝病毒量一开始很少，且乙肝病毒还没有在新生儿体内繁殖，此时直接给婴儿注射乙肝免疫球蛋白和乙肝疫苗，会有很好的预防效果；而 HBsAg 阳性（特别是"大三阳"）母亲，由于乙肝病毒在其体内不断繁殖，且病毒的水平很高（每毫升血液中高达 1 亿个以上的乙肝病毒），所以给母亲注射免疫球蛋白（HBIG）效果是不好的。此外，给孕妇注射乙肝免疫球蛋白有可能导致乙肝病毒变异，产生乙肝病毒免疫逃逸株，如果这些免疫逃逸株在人群中传播，现行的乙肝疫苗就无法对其预防，这是十分危险的。试想一下，如果给孕妇注射乙肝免疫球蛋白就能清除其体内的乙肝病毒，则慢性乙肝早就可以治愈了，还有预防的必要吗？

（三）通过剖腹产来阻断母婴传播的方法不可取

没有证据表明剖腹产可以阻断母婴传播。剖腹产时，血液暴露更加严重，环境污染加重，增加了病毒传播的机会，对孩子不利，而且对母亲也有伤害，所以这种方法不可取。

第八章 病毒性肝炎的并发症和肝炎相关性疾病

肝脏是人体内极为重要的器官，功能极其复杂。对蛋白质、碳水化合物、脂肪的新陈代谢、胆汁的生成与分泌、有害物质的解毒与排泄、多种酶的合成与调控、多种凝血因子的生成和对多种激素的灭活等都起着十分重要的作用。患病毒性肝炎时，肝细胞会受到不同程度的损害而发生肿胀、变性和坏死，使肝脏的正常生理功能发生障碍，从而通过上述多种环节使整个机体受到波及。而且，尤其是慢性肝炎时，均伴有免疫应答反应，乃至不同程度的免疫功能紊乱。在这种情况下，有时机体可出现多系统并发症和后遗症。以下主要就几种临床常见并发症进行讨论。

一、胆道炎症

（一）发生率

各种临床类型病毒性肝炎并发或合并胆道炎症的发生率可有较大差异。根据超声和十二指肠引流检查所见，胆管炎症在急性病毒性肝炎患者中的发生率为 15% ~ 32%，急性、亚急性重型病毒性肝炎中的发生率为 51% ~ 86%，慢性病毒性肝炎中的发生率为 36% ~ 61%，慢性重型病毒性肝炎中的发生率为 86% ~ 98%。

（二）临床表现

病毒性肝炎患者并发或合并胆道炎症时，多表现为发热、右上腹痛和右上腹叩压痛。

发热可呈低热、弛张热或间歇热。急性、慢性病毒性肝炎伴发胆道炎症时呈低热；重型肝炎伴发胆道炎症时则常呈弛张热或间歇热。发热时，患者可伴畏寒或寒战。右上腹痛多呈持续性胀痛，疼痛亦少放射至右肩背部，少数呈典型的胆绞痛；右上腹叩压痛常见，严重患者可触及肿大的胆囊，胆囊触痛征（Murphy's sign）阳性，并可有反跳痛，疼痛的发作常与饮食、尤其是进食多脂肪类食物和劳累有关。由于伴发胆道炎症时可加重食欲不振、失眠和疲乏等症状，故可使病情加剧，部分患者可发生胆道源性败血症。

（三）发病机制

在正常情况下，分泌胆汁除了有助消化食物，尤其是脂肪类食物的功能外，还有刺激肠蠕动，抑杀细菌和维持肠道正常菌丛的功能。患病毒性肝炎时，这些功能均在不同程度上受到损害。此外，肝炎病毒对胆道上皮细胞的侵犯及通过某种机制导致的损伤也可能是发生胆道炎症的促发因素。急性病毒性肝炎的胆道炎症常由肝炎病毒侵犯所致。然而，重型病毒性肝炎和慢性病毒性肝炎的胆道炎症尚与机体抵抗力下降、肠道细菌侵犯有关。

（四）实验室检查

急性病毒性肝炎并发胆道炎症时，周围血液白细胞总数和分类多在正常范围，偶见白细胞总数升高、中性粒细胞核左移现象。重型病毒性肝炎和慢性病毒性肝炎合并胆道炎症时，周围血液白细胞总数常明显升高，并出现核左移现象。超声检查可发现胆道变粗、胆囊壁增厚、胆囊内胆质变黏稠和胆囊收缩功能障碍等。慢性病毒性肝炎合并胆道炎症者可出现胆囊腔变窄、收缩功能障碍，有时可见结石。病毒性肝炎合并胆道炎症时，十二指肠引流液检查可发现胆汁变浑浊，有絮状沉淀物，在显微镜下可见黏膜上皮细胞、白细胞增多，有时可见脓细胞。胆汁培养不一定都有细菌生长。

（五）治疗原则

应用护肝、利胆和在胆汁中有效药物浓度较高的抗菌药物进行治疗。对反复诱发胆绞痛、阻塞性黄疸的胆结石，宜做手术治疗。

二、胰腺炎

（一）发生率

在急性病毒性肝炎患者中，偶见血清淀粉酶升高，出现急性胰腺炎临床表现，但尚欠确切的发病率报告。在患重症型病毒性肝炎死亡的患者中，据尸解病理报告，有33%～90%患者有胰腺炎。

（二）临床表现

急性胰腺炎可发生于急性、慢性、淤胆型及重症型病毒性肝炎患者。其临床表现较典型，主要表现为突发腹痛、恶心、呕吐、发热和腹膜刺激征。腹痛常以中上腹部为主，可呈钝痛或绞痛，放射至背部，伴发热、恶心、呕吐、局部腹肌较紧张，并有压痛和反跳痛。部分重型病毒性肝炎患者因病情严重，在合并急性胰腺炎时可缺乏典型临床表现。慢性病毒性肝炎患者并发慢性胰腺炎时，常表现为中上腹持续性疼痛，可持续数小时至数月，常于运动和进食时加剧，可伴脂肪性腹泻、体重下降和糖尿病，偶尔亦可发生无痛性慢性胰腺炎。

（三）发病机制

病毒性肝炎患者并发急性或慢性胰腺炎都与肝炎病毒感染、肝功能障碍有关。据目前资料显示，乙型肝炎病毒和丙型肝炎病毒除可侵犯肝细胞外，还可侵犯多种其他细胞，其中包括胰腺细胞。肝炎病毒对胰腺细胞的侵犯和由此而引起的免疫反应，可造成胰腺细胞的损害，使胰腺发生形态改变和功能障碍，这可能是病毒性肝炎患者并发胰腺炎的主要原因。此外，患病毒性肝炎时，因肝脏的代谢功能障碍、解毒功能下降和胆汁分泌的质与量发生改变，以及因水、电解质、酸碱平衡紊乱，利尿药、肾上腺皮质激素的应用等都可诱发胰腺炎。病毒性肝炎并发胰腺炎时，胰腺常出现间质性炎症，周围脂肪坏死，腺泡肿胀、变性、坏死与再生，胰小叶出血和胰体萎缩、硬化等器质性改变。

（四）实验室检查

患者的周围血液白细胞总数和中性粒细胞常增多。血清淀粉酶和尿淀粉酶含量也明显升高。部分患者可出现糖耐量下降、血糖升高，用超声波检查可见胰腺肿大、变形等改变。

（五）治疗原则

对并发急性胰腺炎的病毒性肝炎患者应禁食，做胃肠减压，同时应用护肝、退黄、利胆药物，解痉镇痛药物，抑制胰酶活性药物（如抑肽酶），肾上腺皮质激素，抗菌药物，抗休克和纠正水与电解质紊乱药物治疗。对慢性胰腺炎患者，除可酌情选用上述药物治疗外，还应适当地给予有助于食物消化吸收的酶类药物治疗。

三、食道、胃和肠黏膜损害

（一）发生率

各种临床类型的病毒性肝炎都可并发食管、胃和肠黏膜损害，但以重症型和慢性型患者较为多见。重型病毒性肝炎的胃炎、胃溃疡发生率为 28% ~ 40%，十二指肠球部溃疡为 5% ~ 24%。慢性病毒性肝炎出现胃炎、胃溃疡的发生率为 11% ~ 48%，十二指肠球部溃疡为 12% ~ 35%。每餐进食量少、饮酒、抽烟、进食刺激性食物、精神紧张和应用肾上腺皮质激素等可诱发或加重胃肠炎。

（二）临床表现

病毒性肝炎并发食管炎时，患者常觉胸骨后不适，有烧灼感，并有吞咽疼痛等；并发胃、十二指肠炎或溃疡时，常出现反酸嗳气、中上腹不适、饥饿时或进食后疼痛，进食刺激性食物时疼痛加剧。部分患者可无明显不适，而以突然呕血、黑便作为首发症状。重症型病毒性肝炎患者常出现肠鸣音减弱、鼓肠、腹部压痛等临床表现。慢性病毒性肝炎患者可出现进食后腹胀、腹泻等临床表现。

（三）发病机制

病毒性肝炎患者的肝功能明显损害，胃肠黏膜出现水肿、充血、微循环障碍而出现消化、吸收能力下降，黏膜抵抗力下降，可因各种致病因子的作用而发生炎症。同时，由于营养障碍，内毒素血症，蛋白合成率下降，使胃肠黏膜发炎、受损时的修复能力减弱，故易发生糜烂和溃疡。当病理改变较严重时，可损伤较大的血管而导致大量出血。

（四）实验室检查

对重型病毒性肝炎患者，一般不主张做纤维胃镜检查，以免加重病情、诱发出血。对慢性病毒性肝炎出现胃肠炎的患者可视情况作纤维胃镜或纤维结肠镜检查，镜下可见局部黏膜出现水肿、充血、糜烂、溃疡、出血等病变，必要时可取局部渗出物或组织作病理检查、病原学检测。对疑有肝硬化、食道静脉曲张的患者，选作上述消化道内镜检查时应谨慎。

（五）治疗原则

对急、慢性食道、胃、肠黏膜损害患者，应积极护肝、退黄、卧床休息，酌情进食或给予流质食物，同时应用解痉剂、抗菌药物和黏膜保护剂等药物治疗。

四、原发性腹膜炎

急性和慢性病毒性肝炎很少发生原发性腹膜炎。但原发性腹膜炎却是急性、亚急性和慢性重型病毒性肝炎的常见并发症。

（一）发生率

重型病毒性肝炎合并原发性腹膜炎的发生率为 11% ~ 62% 。在急性、亚急性重型病毒性肝炎中，原发性腹膜炎多发于病程的中后期；而在慢性重型病毒性肝炎中，原发性腹膜炎则于病程的各期均易发生。原已存在慢性腹泻、慢性胆道感染者较易发生。

（二）临床表现

患者除有病毒性肝炎的临床表现外，常突然出现腹痛、发热，伴恶心、呕吐、腹胀。患者的体温随着腹痛的出现可升高至 38.5 ~ 39.5℃ ，可伴畏寒，但较少寒战。肠鸣音减弱，腹肌张力明显增高，腹部压痛和反跳痛多见于脐周和左下腹，严重病例可遍及全腹。部分病例的临床表现很不典型，尤其是老年患者，发热不显著，腹痛、腹肌紧张及腹部压痛均可较轻，但往往仍表现有反跳痛。大便次数稍频，多为每日 1~2 次，但便秘或腹泻者亦时有发生。发生原发性腹膜炎后，患者的整个肝炎病情常明显迅速加重。

（三）发病机制

患重型病毒性肝炎、肝硬化时，患者的整体和肝脏的防御功能都明显下降。由于严重肝细胞损害及门静脉压增高，使血管壁的通透性增加；在肠腔内生长、繁殖的细菌一旦侵入门静脉系统，就会因肝脏的枯否细胞减少和功能障碍以及肝硬化造成的动静脉短路而很难将其消灭，故较易发生菌血症，使细菌进入腹腔，引起原发性腹膜炎。此外，机体免疫功能的紊乱，肾上腺皮质激素的应用，以及便秘、鼓肠等易于促进肠道病原菌进入门静脉血流等因素，均可促进原发性腹膜炎的发生。

（四）实验室检查

患者的周围血液白细胞总数常升高，达 $10~30 \times 10^9/L$，中性粒细胞比例升高，杆状核中性粒细胞增多，可见中毒颗粒。发生败血症时，血液细菌培养液可有细菌生长。腹部有转移性浊音或超声波检查显示有腹水者，可做腹腔穿刺，抽腹水作细菌培养并作常规及生化检查。据报告，病原菌多为大肠杆菌（占 42%~68%），其次为粪肠球菌、变形杆菌、枸橼酸杆菌等。有条件时，应同时作厌氧菌和真菌培养，从腹水中培养出一种以上细菌者并不少见，有时为需氧菌混合感染，有时为厌氧菌混合感染，也有时为需氧菌与厌氧菌混合感染。培养分离出的细菌可进一步作抗菌药物敏感度试验。

（五）治疗原则

积极治疗肝炎，加强对症支持治疗，在未分离出病原体之前，可选用广谱而对肝肾损害较轻的抗菌药物治疗。需注意厌氧菌和真菌感染的可能性。待从腹水或血液中培养出病原体后，应根据药物敏感度试验结果选用抗生素。必要时还应作重复检查。同时，应注意保持患者大便通畅。不主张大量放腹水，但可于腹腔内注入某些静脉滴注的抗生素，以提高局部的药物浓度，增强疗效。

五、糖尿病

肝脏是进行糖代谢、维持人体血糖相对恒定的重要器官。病毒性肝炎时，肝脏细胞受到严重损害，可引起糖代谢障碍而发生血糖调节紊乱，甚至糖尿病。

（一）发生率

急性病毒性肝炎并发糖尿病的发生率为 3% ~ 10%，慢性病毒性肝炎为 6% ~ 14%，重症型病毒性肝炎为 1% ~ 6%。

（二）临床表现

病毒性肝炎并发糖尿病的临床表现与单纯糖尿病者相似，如多饮、多食、多尿、易疲劳和体重下降等。部分患者可无这些症状，当发生糖尿病的并发症时才被发现。

（三）发病机制

病毒性肝炎患者发生的糖尿病可能是并发症，也可能是合并症。前者是在患病毒性肝炎的基础上发生的，为病毒性肝炎的并发症；后者是与患病毒性肝炎无关的，为原发性糖尿病。

病毒性肝炎时使肝细胞受损，肝细胞膜胰岛素受体含量下降，肝糖原合成、储存障碍；以及并发胰腺炎使胰岛素合成、分泌量下降是导致糖代谢障碍的主要原因。此外，病毒性肝炎是否并发糖尿病亦可受遗传因素影响。

（四）实验室检查

当原无糖尿病的病毒性肝炎患者空腹血糖≥7.8mmol/L 或餐后 2h 血糖≥11.1mmol/L 时，提示其并发糖尿病，尿糖常呈阳性。若患者空腹血糖 >5.6mmol/L 但 <7.8mmol/L；餐后 2h 血糖 >7.8mmol/L 但 <11.1mmol/L，则提示其糖耐量异常，有并发糖尿病的可能性。有条件时，可检测患者血液中胰岛素和 C 肽含量。

（五）治疗原则

适当控制食物中的碳水化合物的含量，酌情应用胰岛素。处理并发症，防治感染。

六、再生障碍性贫血

（一）发生率

病毒性肝炎并发再生障碍性贫血的发生率为 0.3%～0.5%，可并发于急性病毒性肝炎，也可并发于慢性病毒性肝炎，后者多于前者。而病毒性肝炎并发再生障碍性贫血者占所有再生障碍性贫血患者的 1.5%～8%。目前已确认的五种肝炎病毒（甲、乙、丙、丁、戊）感染均有可能诱发再生障碍性贫血。

（二）临床表现

再生障碍性贫血并发于急性病毒性肝炎者，年龄常较小，多为 20 岁左右，常与其病后 10 周内即可开始出现头晕、心跳、疲乏、贫血、易出血、易于发生夹杂感染，以及肝脾肿大等临床表现，病情常较危重。并发于慢性病毒性肝炎者，年龄常较大，多为 40 岁左右，常于起病后数年内发生，病情常较轻。

（三）发病机制

病毒性肝炎并发再生障碍性贫血的发病机制尚未明了，但与肝炎病毒侵入、损害骨髓干细胞，机体免疫反应损害骨髓微循环，代谢废物在机体内积聚对骨髓再生的抑制性作用，内毒素血症对骨髓造血的毒性作用和个体的易患性等因素有密切关系。因患者的骨髓干细胞受损，故表现为贫血、全血细胞减少。

（四）实验室检查

周围血液呈全血细胞减少，网织红细胞下降。骨髓检查呈红细胞系、粒细胞系和巨核细胞均明显减少，淋巴细胞相对增多。有在骨髓细胞和周围血细胞中检出 HBV DNA 和 HCV RNA 的报告。

（五）治疗原则

注意休息，增加营养，防治感染，加强对症治疗。必要时接受输血或进行脾切除。酌情应用肾上腺皮质激素。骨髓移植和胎肝细胞静脉滴注有一定疗效。

七、溶血性贫血

（一）发生率

在红细胞内 6 - 磷酸葡萄糖脱氢酶（G - 6PD）缺陷所占比例较高的人群中，病毒性肝炎并发溶血性贫血的发生率较高。因此，在广东省某些地区病毒性肝炎并发急性血管内溶血性贫血的发生率可达 1% ~6% ，患者多为男性。

（二）临床表现

患者在患急性病毒性肝炎时，突然出现畏寒、发热、心悸、头昏、气促、贫血和酱油样小便，出现黄疸或黄疸迅速加深，达深度黄疸。但是，患者的一般状况与黄疸深度不成比例，虽然黄疸很深，但一般无重度乏力，无厌食，无明显腹胀，无肝脏缩小，无出血倾向，无肝性脑病表现。经过对症处理，纠正贫血状态后，患者恢复的速度较快。除部分女性患者外，较少发生溶血后急性肾衰竭。

（三）发病机制

急性病毒性肝炎并发的溶血性贫血多因红细胞内 G－6PD 缺陷所致。G－6PD 在维持红细胞的稳定性方面起着非常重要的作用。若红细胞中的 G－6PD 缺陷或缺乏，在某些外部因素，如肝炎病毒感染，应用氨基比林、呋喃唑酮、伯氨喹等药物或进食蚕豆等作用下，使红细胞内过氧化氢（H_2O_2）及氧化物的产生增多，还原型谷胱甘肽浓度减少，可导致在短时间内大量红细胞破裂，出现溶血性贫血。

由于患急性病毒性肝炎时，患者常有发热、头痛、疲乏等症状，常被误诊为感冒而服用解热止痛药，因此在临床上很难区分红细胞 G－6PD 缺陷患者发生的溶血性贫血为肝炎病毒感染所致的并发症，还是由解热止痛药所致的并发症。

（四）实验室检查

周围血液红细胞数、血红蛋白量下降，白细胞正常或轻度升高，网织红细胞数升高。血清间接胆红素含量升高。血红蛋白尿试验阳性。G-6PD 活性检测和高铁血红蛋白还原试验若于发生溶血后即作检查，结果可在正常范围，但在消除溶血诱发因素 2 周后多次复查，可逐渐显示 G-6PD 缺陷越来越明显。

（五）治疗原则

立即停用可致 G-6PD 缺陷者发生溶血的药物，保持较多尿量，碱化小便，应用肾上腺皮质激素。必要时输血。

八、粒细胞减少症

（一）发生率

当病毒性肝炎成人患者的周围血液白细胞数低于 $4 \times 10^9/L$、中性粒细胞低于白细胞数的 50% 时，可诊断为并发粒细胞减少症。急性病毒性肝炎并发粒细胞减少症的发生率为 46% ~ 86%，急性黄疸型病毒性肝炎患者尤为多见，而且多见于黄疸高峰期前。慢性病毒性肝炎并发粒细胞减少症的发生率为 38% ~ 72%，发生率的高低与病情严重程度无明显关系，但可随着病程的延长而升高。病毒性肝炎性肝硬化伴脾功能亢进时，并发粒细胞减少症的发生率可高达 90% 以上。

（二）临床表现

病毒性肝炎患者并发粒细胞减少症时，可出现头晕、乏力、易患感冒、易发生呼吸道和皮肤感染等临床表现。但往往与肝炎的一般症状相混同。外周血白细胞总数低于 $2 \times 10^9/L$，中性粒细胞极度减少，临床表现发热、衰竭、口咽或直肠黏膜溃疡者，称为粒细胞缺乏症，但很少见。

（三）发病机制

病毒性肝炎并发粒细胞减少症的发病机制尚未阐明。

（四）实验室检查

患者周围血液的粒细胞数低于 $4 \times 10^9 / L$。骨髓检查显示细胞增生减低或正常，粒细胞系统成熟障碍，以早幼粒和中幼粒细胞为主，很少为晚幼粒细胞和成熟的粒细胞。部分粒细胞质中可有中毒颗粒或空泡病变。

（五）治疗原则

注意休息，预防感染，应用提升白细胞药物，如利血生、鲨肝醇、碳酸锂或康力龙（司坦唑醇）等。必要时应用抗菌药物。慎用肾上腺皮激素。避免应用抑制白细胞生成药物。酌情输新鲜全血或浓缩白细胞。

九、血小板减少性紫癜

（一）发生率

病毒性肝炎并发血小板减少性紫癜的发生各家报道差异很大，为 6% ~82%。主要见于重型和慢性病毒性肝炎。在慢性病毒性肝炎患者中，女性较常并发，部分患者与月经生理周期有某种关系。

（二）临床表现

患者于患病毒性肝炎后出现皮下、黏膜下出血，形成瘀点、瘀斑。当发生组织损伤时，如静脉注射、肌内注射等，局部常出现瘀斑或血肿。严重者可表现为消化道、呼吸道大出血，亦可发生颅内出血。慢性病毒性肝炎并发血小板减少性紫癜时，常表现为反复出现皮下出血，反复鼻腔、齿龈出血等。女性患者可有月经过多。

（三）发病机制

病毒性肝炎并发血小板减少性紫癜的发病机制尚未弄清，但可能与肝炎病毒侵犯、损害骨髓细胞、血小板，机体免疫功能紊乱导致抗血小板抗体产生，或重型肝炎患者发生弥漫性血管内凝血（DIC）时加速血小板消耗，慢肝脾大患者发生脾功能亢进等因素有关。

（四）实验室检查

周围血液血小板数低于 $80 \times 10^9/L$，血小板数越低者出血倾向越严重。出血时间、凝血时间延长。骨髓检查显示形成血小板的晚期巨核细胞减少。

（五）治疗原则

卧床休息，防治外伤，预防感染和防治颅内出血。可用肾上腺皮质激素。必要时输注浓缩血小板悬液。药物治疗效果欠佳者，可考虑作脾切除。

十、心肌炎

（一）发生率

病毒性肝炎并发心肌炎已日益受到临床注意，据报道，有心肌炎临床表现者发生率为2%～18%，而有心电图异常改变者则可达31%～83%。尤在重型病毒性肝炎者较常发生。慢性病毒性肝炎患者随着病程延长、病情加重，其发生率亦升高。

（二）临床表现

患者常于患病毒性肝炎的基础上突然或逐渐出现心悸、气促、心前区闷痛；心动过速、心律失常、心前区第一心音减弱、收缩期杂音和心界扩大等。重症型病毒性肝炎并发心肌炎时，常突然出现上述临床表现，而慢性病毒性肝炎并发心肌炎者则常缓慢地出现。

（三）发病机制

病毒性肝炎并发心肌炎的发病机制有待阐明，但一般认为与肝炎病毒对心肌细胞的侵犯损伤作用、肝炎病毒免疫复合物对心肌损伤、高胆红素血症使心肌应激以及收缩力下降、能量代谢障碍使心肌细胞营养不足和内毒素血症对心肌细胞损害等因素有关。此外，水、电解质及酸碱平衡紊乱，氮质血症，大出血，继发细菌感染等都可诱发或加重心肌炎。

（四）实验室检查

心电图常表现为 T 波低平、双相或倒置，ST 段降低，QT 间期延长，窦性心动过速，早搏和右束支不完全性传导阻滞等。X 线、超声心动图检查显示心脏轻至中度扩大。这些心电图、超声心动图的异常改变常随病毒性肝炎的恢复而逐渐消失。

（五）治疗原则

充分休息 3~6 个月。给予心肌营养药物，如肌苷、辅酶 A、三磷腺苷、细胞色素 C 和 1, 6 - 二磷酸果糖等。若并发休克、高热不退、传导阻滞或心力衰竭时，可于短期内应用肾上腺皮质激素。注意纠正水、电解质和酸碱平衡紊乱，加强并发症与合并症的治疗。

十一、肾小球肾炎

（一）发生率

目前尚缺乏大样本的病毒性肝炎患者并发肾小球肾炎的调查报道，但有资料显示在肾小球肾炎患者中，经肾活检作免疫荧光检查有肝炎病毒免疫复合物沉积者占 4.6% ~ 35%。其中，多见于慢性乙型肝炎病毒感染者。

（二）临床表现

患者常表现为少尿、水肿、疲乏、食欲下降、头昏、头痛和血压升高等肾病综合征症状。病情严重者可出现无尿、代谢性酸中毒等尿毒症症状。

（三）发病机制

病毒性肝炎并发肾小球肾炎的根本原因可能是以肝炎病毒蛋白成分为抗原的免疫复合物在肾小球基膜上的沉积。这种沉积于肾小球基膜上的肝炎病毒免疫复合物，既可是血液中的循环免疫复合物于滤过肾小球基膜时沉积于其上，也可因基膜上的上皮细胞与内皮细胞受肝炎病毒感染，而直接在其表面形成免疫复合物。部分病毒性肝炎患者可因发生自身免疫反应而诱发或加重肾小球肾炎。

（四）实验室检查

小便检查可发现蛋白、管型和红细胞，血液检查可出现尿素氮含量升高、肌酐含量升高、二氧化碳结合力下降。若作肾活检，可在显微镜下看见弥漫性肾小球病变，还可用荧光抗体技术在肾小球基膜上检出肝炎病毒抗原或其免疫复合物。

（五）治疗原则

卧床休息，低盐饮食，应用利尿药，注意纠正水、电解质和酸碱平衡紊乱。必要时应用肾上腺皮质激素和降压药物。避免应用对肝肾功能有损害的药物。

第九章 乙型肝炎的预防

一、乙型肝炎疫苗预防

乙型病毒性肝炎是一种世界范围内的传染病，在我国发病率较高。接种乙型肝炎疫苗是预防乙肝病毒感染的最有效方法，我国卫生部于2002年将乙型肝炎疫苗纳入计划免疫管理，对所有新生儿免费接种乙型肝炎疫苗。

（一）乙肝疫苗的接种对象

乙肝疫苗的接种对象主要是新生儿，包括 HBsAg 阳性母亲的新生儿和 HBsAg 阴性母亲的新生儿。

其次为婴幼儿和青少年。因为这部分人群最容易受到乙肝病毒的水平传播感染（即来自周围人群的乙肝病毒感染）。

其他高危人群如医务人员、保育人员、饮食业服务人员、免疫功能低下者、接受输血或血制品者、经常接触血液的工作人员、不洁性生活者、家庭成员中有乙肝病毒为阳性者或与乙肝病毒为阳性者密切接触的人。

除新生儿接种疫苗前不必作血液筛测外，其他人群接种乙肝疫苗，应有血液检测的依据。血液筛测的项目即常说的"乙肝两对半"或"乙肝五项"（有些医院为"七项"）。检测结果为全部阴性者称为"易感人群"，应及时接种乙肝疫苗；监测结果为"小三阳"、"大三阳"或 HBV DNA 为阳性者，没有必要接种疫苗，因为接种疫苗不会使病毒消除；抗 HBs（即表面抗体）

为阳性者，说明已有防止病毒感染的免疫保护能力，也不必使用疫苗。

有一种情况为"单抗"，即单纯抗 HBc（核心抗体）为阳性，如果加检 HBV DNA 为阳性，接种疫苗也无意义。

（二）乙肝疫苗的免疫效果

我国现在使用的疫苗种类主要为重组酵母乙肝疫苗和重组 CHO 乙肝疫苗。如果接种乙肝疫苗后，产生免疫应答，出现抗 HBs（即表面抗体），说明获得了对乙肝病毒感染的免疫保护能力，收到预防效果，如抗 HBs > 10MIU/ml，表示已有保护作用。

一项在美国进行的研究显示，通过随机对照方法，对 193 名 HBsAg 阴性母亲婴儿按 0、1、6 个月程序接种重组酵母乙肝疫苗（10ug），结果抗 HBs≥10MIU/ml 者为 96.1%，抗体几何平均滴度（GMT）为 3141MIU/ml。国内有学者应用 20ug CHO 基因重组乙肝疫苗按 0、1、6 免疫程序对 36 例母亲 HBsAg/HBeAg 为阳性的婴儿接种，全程免疫后，阻断率为 86.1%。也有学者通过一项对小学生 363 人、18～20 岁成人 287 人接种 CHO 乙肝疫苗，观察基因重组乙肝疫苗对儿童和成年人的免疫效果，结果其表面抗体阳转率均达到 100%。

接种疫苗后抗 HBs 应答的检测，可在完成免疫程序后 1～3 个月进行，有助于确定疫苗接种成功与否。

接种乙肝疫苗成功后的保护效果一般可保持 10～12 年。即时血清中的抗 HBs 水平下降，甚至不易检测出（如出现"弱阳性"），但在再暴露乙肝病毒后，由于免疫记忆迅速诱导反应而产生保护作用，因此大多数人不需要进行加强接种。但对高危人群可进行抗 HBs 监测，如抗 HBs < 10MIU/ml，可给予加强接种。

有 5%～10% 的成人，对标准程序疫苗接种不应答，对这些人可追加 2～3 次接种（每次按 0、1、6 个月程序接种三针；两次的间歇不应少于四周），其中的半数仍然可以产生抗体。

（三）乙肝疫苗的免疫程序

标准免疫程序为 0、1、6 个月，共 3 针注射。即接种第 1 针之后，间隔 1 及 6 个月注射第 2 及第 3 针。接种部位新生儿为大腿前部处侧肌肉内，儿童和成人为上臂三角肌中部肌肉内。

在既往已有报道中，尚有 0、1、2 个月程序和 0、1、12 个月程序，不同的接种程序其免疫效果可能不同。有报道 0、1、12 程序的免疫效果较 0、1、6 程序要好；而 0、1、2 程序的抗体水平出现时间要明显早于 0、1、6 程序。

现在国内免疫程序统一为 0、1、6 程序，但对于一些特殊情况可以更改这种模式。如对于 HBsAg/HBeAg 阳性母亲所生婴儿及成人在急性接触乙肝病毒后，可以采取 0、1、2 或 0、1、12 程序，以便及早诱导保护性抗 HBs，尤其是在缺乏乙型肝炎免疫球蛋白的情况下。

（四）乙型肝炎免疫球蛋白（HBIG）的作用

乙型肝炎免疫球蛋白（HBIG）含有丰富的抗 HBs（表面抗体），适用于乙型肝炎易感者暴露后的免疫预防，即在需要立即有保护性抗体的情况下，例如 HBsAg/HBeAg 阳性母亲产生的新生儿；受到乙肝病毒污染针头刺伤的易感者；意外接触乙肝病毒感染者的血液和体液后。这些情况下迅速应用乙肝免疫球蛋白（一般 HBIG 200～400IU），可有良好的保护作用，同时最好联合应用乙肝疫苗，可以在即时保护之后，接着还有较长时期的免疫保护作用。

二、传播途径的预防

养成很好的个人卫生习惯。饭前便后洗手，不进食不洁或未经煮熟的食物（尤其是海鲜及各种水产物、肉制品等），不饮用未经煮开的水。

　　加强集体生活的卫生意识。周围人员及有乙肝患者的家庭成员之间，不共用洗漱用品和餐具等，避免接触乙肝患者的血液、体液及分泌物等，减少出入公共娱乐场所的次数，尽量避免病毒通过理发、刮脸、修脚、洗浴足疗、文身穿刺及不洁性生活等途径的传播，避免病毒经血液及血制品（如血浆和白蛋白）传播。

　　严格饮食业人员、炊事员、保育员和教师等的健康查体，避免其中人员有病毒携带。

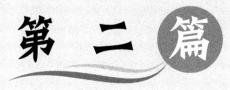

病毒性肝炎的中医辨证治疗

第一章 中医学对病毒性肝炎的认识

病毒性肝炎系全身性感染，而以肝为主要受侵袭脏器的疾病。其一般症状为全身乏力、胃脘胀满、纳呆、恶心厌油腻、大便溏稀或燥结、小便淡黄或深黄色、身目黄染、右胁胀痛、肝脾肿大等，根据其临床所见，一般分为黄疸型和无黄疸型。

中医一般认为黄疸型病毒性肝炎属于"黄疸"范畴；而无黄疸型病毒性肝炎颇似中医的"胁痛"、"肝郁"；而肝硬化则多以"积聚"、"鼓胀"论述。

一、黄疸

《素问·平人气象论》篇说，"溺黄赤安卧者，黄疸……目黄者曰黄疸"；又《灵枢·论疾诊尺》篇说，"身痛面色微黄，齿垢黄，爪甲上黄，黄疸也。"早就指出黄疸是以身黄、目黄、小便黄为主症。至汉代张仲景，不仅将黄疸分为黄疸、谷疸、酒疸、女劳疸和黑疸，以及虚劳发黄和瘀血发黄等，从而对黄疸病的病因病机有更为详实的阐述，还首次将黄疸的性质区别为阳明湿热发黄（阳黄）和太阴寒湿发黄（阴黄）。后世医家如《诸病源候论·急黄候》中提出的"热毒所加，卒然发黄，心满气喘，命在顷刻，故云急黄"；张景岳《景岳全书·黄疸》对阳黄、阴黄的脉因证治的论述详实；沈金鳌《沈氏尊生书·黄疸》"天行疫疠，以致发黄者，俗称瘟黄，杀人最急"，又指出了黄疸的传染性及严重性。

以上医家对于黄疸病，从其病名的确立、临床种类的划分、及其脉因证治的详实论述，几乎囊括了现代医家所谓"黄疸型肝炎"的全部具体内容。

黄疸的病因有内外两个方面，外因多由感受外邪、饮食不节所致；内因多与内伤不足、脾胃虚寒有关，内外二因又相互关联。黄疸病的病因关键是"湿"，正如《金匮要略·黄疸病》指出："黄家所得，从湿得之"。由于湿阻中焦，脾胃升降功能失常，影响肝胆的疏泄，以致胆液不循常道，渗入血液，溢入肌肤，而发生黄疸。阳黄多因湿热蕴蒸，胆汁外溢肌肤而发黄；如湿热夹毒，热毒炽盛，迫使胆汁外溢肌肤而迅速发黄者，谓之急黄；阴黄多因寒湿阻遏，脾阳不振，胆汁外溢所致。而由积聚日久不消，瘀血阻滞胆道，胆汁外溢而产生黄疸，中医称为"瘀血发黄"。

（一）病因病机

1. 感受外邪

外感湿热疫毒，从表入里，郁而不达，内阻中焦，脾胃运化失常，湿热熏蒸于肝胆，不能泄越，以致肝失疏泄，胆汁外溢，侵溢肌肤，下流膀胱，使身目小便俱黄。若湿热挟湿邪疫毒伤人者，其病势尤为暴急，具有传染性，表现热毒炽盛，伤及营血的严重现象，称曰急黄。如《诸病源候论·急黄候》指出："脾胃有热，谷气郁蒸，因为热毒所加，故卒然发黄，心满气喘，命在顷刻，故云急黄也。"

2. 饮食所

伤饥饱失常，或嗜酒过度，皆能损伤脾胃，以致运化功能失职，湿浊内生，郁而化热，熏蒸肝胆，胆汁不循常道，浸淫肌肤而发黄。如《金匮要略·黄疸病》说："谷气不消，胃中苦浊，浊气下流，小便不通……身体尽黄，名曰谷疸。"宋代《圣济总录·黄疸门》说："大率多因酒食过度，水谷相并，积于脾胃，复为风湿所搏，热气郁蒸，所以发为黄疸。"以上说明饮食不节，嗜酒过度，均可发生黄疸。

3. 脾胃虚弱

素体脾胃阳虚，或病后脾阳受伤，湿从寒化，寒湿阻滞中焦，胆液被阻，溢于肌肤而发黄。如《类证治裁·黄疸》篇说："阴黄系脾脏寒湿不运，与胆液浸淫，外渍肌肉，则发而为黄。"说明寒湿内盛亦可导致黄疸。

4. 积聚日久不消

瘀血阻滞胆道，胆汁外溢而产生黄疸。如《张氏医通·杂门》指出："有瘀血发黄，大便必黑，腹胁有块或胀，脉沉或弦，大便不利，脉稍实而不甚弱者，桃核承气汤，下尽黑物则退。"

总之，黄疸的发生，主要是湿邪为患。从脏腑来看，不外脾胃肝胆，且往往由脾胃涉及肝胆。脾主运化而恶湿，如饮食不节，嗜酒肥甘，或外感湿热之邪，均可导致脾胃功能受损，脾失健运，湿邪壅阻中焦，则脾胃升降失常，脾气不升，则肝气郁结不能疏泄，胃气不降，则胆汁的输送排泄失常，湿邪郁遏，导致胆汁浸入血液，溢于肌肤，因而发黄。阳黄和阴黄的不同点在于：阳黄之人，阳盛热重，平素胃火偏旺，湿从热化而致湿热为患。由于湿和热常有所偏盛，故阳黄在病机上有湿重于热和热重于湿之别。火热急盛谓之毒，如热毒壅盛，邪入营血，内陷心包，多为急黄；阴黄之人，阴盛寒重，平素脾阳不足，湿从寒化而致寒湿为患。同时阳黄日久，或用寒凉之药过度，损伤脾阳，湿从寒化，亦可转为阴黄。此外，常有因砂石、虫体阻滞胆道而导致胆汁外溢发黄者，病一开始即见肝胆症状，其表现也常以热证为主，属于阳黄范围。

（二）辨证论治

黄疸的证候，一般是以两目先黄，继则遍及全身，或黄如橘色而明，或如烟熏而暗。由于病机有湿热与寒湿之异，因而其病机变化及所出现的兼证，也就各有不同。

黄疸的辩证，应以阴阳为纲。阳黄以湿热为主，阴黄以寒湿为主。治疗大法，主要为化湿邪利小便。化湿可以退黄，属于湿热的清热化湿，必要时还当同时通利腑气，以使湿热下泻。属于寒湿的温中化湿。利小便主要是通过淡渗利湿，以达到湿祛黄退的目的。正如《金匮要略·黄疸病》说："诸病黄家，但利其小便。"至于急黄热毒炽盛，邪入心营，又当以清热解毒，凉营开窍为法。

黄疸病应早发现，早治疗。《金匮要略·黄疸病》提出："黄疸之病，当以十八日为期，治之十日以上瘥，反剧为难治。"这说明黄疸病经过妥善治疗，一般在短期内，黄疸即可消退。如果正不胜邪，病情反而加剧者，则较为难治。

二、胁痛

是以一侧或两侧胁肋疼痛为主要表现的病症，早在内经已明确指出其属于肝胆病变。如《灵枢·五邪》篇说，"邪在肝，则两胁中痛"；《素问·藏气法时论》篇，"肝病者，两胁下痛引少腹"；《素问·缪刺论》篇也说，"邪客于足少阳之络，令人胁痛不得息"。关于胁痛的病因，《内经》认为有寒、热、瘀等方面。如《素问·举痛论》篇说，"寒气客于厥阴之脉，故胁肋与少腹相引痛"；《素问·刺热》篇，"肝热病者……胁满痛"；以及《灵枢·五邪》篇，"邪在肝，则两胁中痛……恶血在内"。后世张景岳从临床实际出发，将其病因分为外感与内伤两大类，并提出以内伤者为多见，从而将胁痛的病因归纳为郁结伤肝、肝火内郁、痰饮停伏、外伤血瘀以及肝肾亏损等。

（一）病因病机

1. 肝气郁结

情志抑郁，或暴怒伤肝，肝失条达，疏泄不利，气阻络痹，而致胁痛。如《金匮翼·胁痛统论·肝郁胁痛》说："肝郁胁痛者，悲哀恼怒，郁伤肝气。"

2. 瘀血停着

气郁日久，血流不畅，瘀血停积，胁络痹阻，出现胁痛；或强力负重，胁络受伤，瘀血停留，阻塞胁络，致使胁痛。即《临证指南医案·胁痛》："久病在络，气血皆窒。"《类证治裁·胁痛》"血瘀者，跌仆闪挫，恶血停留，按之痛甚"之谓。

3. 肝胆湿热

外湿内侵，或饮食所伤，脾失健运，痰湿中阻，气郁化热，肝胆失其疏泄条达，导致胁痛。如《张氏医通·胁痛》说："饮食劳动之伤，皆足以致痰凝气聚……然必因脾气衰而致。"

4. 肝阴不足

久病或劳欲过度，精血亏损，肝阴不足，血虚不能养肝，使络脉失养，亦能导致胁痛。如《景岳全书·胁痛》说："凡房劳过度，肾虚羸弱之人，多有胸胁间隐隐作痛，此肝肾精虚。"《金匮翼·胁痛统论·肝虚胁痛》也说："肝虚者，肝阴虚也。阴虚则脉细急，肝之脉贯膈布胁肋，阴虚血燥则经脉失养而痛。"

综上所述，胁痛的病变主要在肝胆，其病因病机，除气滞血瘀，直伤肝胆外，同时和脾胃、肾有关。在病症方面，有虚有实，而以实证多见。实证以气滞、血瘀、湿热为主，三者又以气滞为先。虚证多属阴虚亏损，肝失所养。此外，实证日久，化热伤阴，肝肾阴虚，亦可出现虚实并见。

（二）辨证论治

胁痛之辨证，当以气血为主。大抵胀痛多属气郁，且疼痛呈游走无定；刺痛多属血瘀，而痛有定所；隐痛多属阴虚，其痛绵绵。《景岳全书·胁痛》篇说："但查其有形无形，可知之矣。盖血积有形而不移，或坚硬而拒按，气痛流行而无迹，或倏聚而倏散。"即明确指出了从痛的不同情况来分辨属气属血。至于湿热之胁痛，多以疼痛剧烈，而伴有口苦苔黄。

三、积聚

积聚是腹内结块，或痛或胀的病证。积和聚有不同的病情和病机：积是有形，固定不移，痛有定处，病属血分，乃为脏病；聚是无形，聚散无常，痛无定处，病属气分，乃为腑病。《金匮要略·五脏风寒积聚病脉证并治》："积者，脏病也，终不移；聚者，腑病也，发作有时，展转痛移，可为治。"一般说，聚病较轻，为时尚暂，故易治；积病较重，为时较久，积而成块，故难治。

（一）病因病机

积聚的发生，多因情志郁结，饮食所伤，寒邪外袭以及病后体虚，或黄疸、疟疾等经久不愈，以致肝脾受损，脏腑失和，气机阻滞，瘀血内停，或兼痰湿凝滞，而成积聚。《景岳全书·积聚》篇说："积聚之病，凡饮食、血气、风寒之属皆能致之。"聚证以气机阻滞为主，积证以瘀血凝滞为主。但气滞日久，可致血瘀而成有形之积，有形之血瘀，亦必阻滞气机，故积聚在病机上有区别，亦有一定联系。积聚日久，均可导致正虚，一般初病多实，久病多虚。

1. 情志失调

情志抑郁，肝气不舒，脏腑失和，气机阻滞，脉络受阻，血行不畅，气滞血瘀，日积月累而成。如《金匮要略·积聚统论》篇说："凡忧思郁怒，久不得解者，多成此疾。"

2. 饮食所伤

酒食不节，饥饱失宜，损伤脾胃，脾失健运，不能输布水谷之精微，湿浊凝聚成痰，痰阻气机，血行不畅，脉络壅塞，痰浊与气血搏，乃成本病。亦有因饮食不调，因食遇气，食气交阻，气机不畅，而成聚证者。《景岳全书·痢疾·论积垢》说："饮食之滞，留蓄于中，或结聚成块，或胀满鞭痛，不化不行，有所阻隔者，乃为之积。"以上说明饮食所伤可成积聚。

3. 感受寒湿

寒湿侵袭，脾阳不运，湿痰内聚，阻滞气机，气血瘀滞，积块乃成。如《灵枢·百病始生》篇说："积之始生，得寒乃生。"亦有风寒侵袭，复因饮食所伤，脾失健运，湿浊不化，凝聚成痰，风寒痰湿诸邪与气血互结，壅塞脉络，渐成本病。如《景岳全书·积聚》说："不知饮食之滞，非寒未必成积，而风寒之邪非食未必成形，故必以食遇寒，以寒遇实，或表邪未清，过于饮食，邪食相搏，而积斯成矣。"

亦有外感寒邪，复因情志内伤，气因寒遏，脉络不畅，阴血凝聚而成积。如《灵枢·百病始生》篇说："卒然外中于寒，若内伤于忧怒，则气上逆，气上逆则六俞不通，温气不行，凝血蕴裹而不散，津液涩渗，著而不去，而积皆成矣。"以上二者说明，内外合邪，皆可成积。

4. 他病转移

黄疸病后，或黄疸经久不退，湿邪留恋，阻滞气血；或久疟不愈，湿痰凝滞，脉络痹阻；或感染血吸虫，虫阻脉道，肝脾气血不畅，血脉受阻。以上因素均可导致积聚。

本病的病因虽有多端，但其病机，主要是气滞而导致血瘀内结。至于湿热、风寒、痰浊均是促成气滞血瘀的间接因素。同时本病的形成与正气强弱密切相关。正如《素问·脉经别论篇》说："勇者气行则已，怯者则著而为病也。"本病的病机演变亦与正气有关，一般初病多实，久则多虚实夹杂，后期则正虚邪实。若血瘀内结，气机不得宣畅，或正虚邪实，气虚血瘀更甚，则积块增大更快。脾胃运化日衰，影响精血化生，正气愈虚，积块留著则不易消。若肝脾统藏失职，或瘀热灼伤血络，可致出血；若湿热蕴结中焦，可出现黄疸；如水湿泛滥，亦可出现腹满肢肿等症。

（二）辨证论治

积聚之证，按其病情和病机的不同，分别为积为聚；但就临床所见，每有先因气滞成聚，日久则血瘀成积，由于在病机上不能绝对划分，故前人每以积聚并称。为了临症便于掌握，所以分别叙述。治疗上，《医宗必读·积聚》曾提出分初、中、末三个阶段的治疗原则很有现实意义。认为"初者，病邪初起，正气尚强，邪气尚浅，则任受攻；中者，受病渐久，邪气较深，正气较弱，任受且攻且补；末者，病魔经久，邪气侵凌，正气消残，则任受补。"所以临床应根据病史长短，邪正盛衰，伴有症状，辨明虚实的主次。若气滞血阻者，予以理气活血；血瘀为主者，予以活血化瘀散结；正虚瘀结者，应采用补正去瘀之法。若病久正气大虚者，则又当补益气血，培本为主。由于气聚可导致血瘀成积，积久正衰较甚，聚赘正衰较浅，所以在气聚阶段应予及时治疗，以免聚而成积，终属难治。

积聚日久，损伤气血，故在治疗上要始终注意保护正气，攻伐之药，用之不宜过度，邪衰应扶正达邪，以免伤正。正如《素问·六元正纪大论篇》说："大积大聚，其可犯也，衰起大半而止。"

四、鼓胀

鼓胀，是根据腹部膨胀如鼓而命名。以腹胀大，皮色苍黄，脉络暴露为特征。《灵枢·水胀》篇载："鼓胀何如？岐伯曰：腹胀，身皆大，大与肤胀等也。色苍黄，腹筋起，此其候也。"

隋代巢元方《诸病源候论·水蛊候》说："此由水毒气结聚于内，令腹渐大，动摇有声……名水蛊也。"明代李中梓《医宗必读·水肿胀满》说："在病名有鼓胀与蛊胀之殊。鼓胀者，中空无物，腹皮绷急，多属于气也。蛊胀者，中实有物，腹形充大，非虫即血也。"明代张景岳《景岳全书·气分诸胀论治》篇说："单腹胀者，名为鼓胀，以外虽坚满，而中空无物，其象如鼓，故名鼓胀。又或以血气结聚，不可解散，其毒如蛊，亦名蛊胀。且肢体无恙，胀惟在腹，故又名为单腹胀。"

总之，本病的病因主要由于：酒食不节，情志所伤，血吸虫感染，及其他疾病转变等。其病机，由于肝、脾、肾三脏受病，气、血、水瘀积腹内，以致腹部日渐胀大，而成鼓胀。

本病的分类，前人据病因病机有"气鼓"、"血鼓"、"水鼓"、"虫鼓"之称，但气、血、水三者，每互相牵连为患，仅有主次之分，而非单独为病。正如清代何梦谣《医碥·肿胀》篇分析："气水血三者，病常相因，有先病气滞而后血结者；有病血结而后气滞者；有先病水肿而血随败者；有先病血结而水随蓄者。"本病的病因与正邪关系，比较复杂，病机多为本虚标实，虚实互见，故治疗宜谨据病机，攻补兼施为基本原则。

（一）病因病机

1. 酒食不节

嗜酒过度，饮食不节，损伤脾胃。脾虚则运化失职，酒湿浊气蕴聚中焦，清浊相混，壅阻气机，肝失条达，气血郁滞，脾虚愈甚，进而波及于肾，开阖不利，水浊渐积渐多，终至水不得泄，遂成鼓胀。

2. 情志所伤

情志怫郁，气机失于调畅，以致肝气郁结，久则气滞血瘀。肝失疏泄，横逆而乘脾胃，运化失常，水湿停留，进而壅塞气机，水湿气血停瘀蕴结，日久不化，逐渐及肾，开阖不利，三脏俱病，而成鼓胀。

3. 血吸虫感染

血吸虫感染后，未及时治疗，晚期内伤肝脾，脉络瘀塞，气机不畅，升降失常，清浊相混，气、血、水停瘀腹中，而成鼓胀。

4. 黄疸、积聚等病，迁延日久

黄疸本由湿邪或寒湿停聚中焦，久则肝脾俱伤，气血凝滞，脉络瘀阻，升降失常，终至肝脾肾三脏俱病而成鼓胀。积聚由于气郁与痰瘀凝结，久则气血壅滞更甚，脾失健运，肾失开阖，逐渐形成鼓胀。

鼓胀的病因，虽分上述四个方面，但形成本病的病机，首先在于肝脾的功能彼此失调，肝气郁遏日久，势必木郁克土，即《金匮·脏腑经络先后病脉证》："见肝之病，知肝传脾。"在病证上可出现气滞湿阻，脾失健运，湿浊不化，阻滞气机，既可化热而出现湿热蕴结的病证，又可由于患者素体阳虚或久病，湿从寒化而出现寒湿困脾的病证。肝脾俱病，肝气郁滞，血气凝聚，隧道壅塞，可见肝脾血瘀证。脾之运化失职，清阳不升，水谷之精微不能输布以奉养他脏，浊阴不降，水湿不能传输以排泄体外，病延日久，肝脾日虚，进而累及肾脏亦虚。肾阳虚，无以温养脾土，使脾阳愈虚而成脾肾阳虚证。肾阴虚，肝木失其滋荣，或素体阴虚，亦可出现肝肾阴虚证。以上病证即成为临床辨证论治的依据。鼓胀因肝、脾、肾功能相互失调，终至气滞、血瘀、水停腹中，正如喻嘉言《医门法律·胀病论》说："胀病亦不外水裹、气结、血瘀。"由于肝、脾、肾功能彼此失调，脏腑虚者愈虚，气、血、水壅结腹中，水湿不化，实者愈实，故本虚标实，虚实交错，为本病的主要病机特点。

（二）辨证论治

本病在辨证方面，根据病程和正邪关系，一般发病初期多肝脾失调，气滞湿阻。根据病机，分清气滞、血瘀、湿热和寒湿的偏盛，分别采用理气祛湿，行气活血，健脾利水等法，必要时亦可暂时用峻剂逐水。病程日久，或素体虚弱，病机可出现脾肾阳虚或肝肾阴虚，治宜健脾温肾和滋养肝肾。本病的病机由于本虚标实，虚实夹杂，故治疗需注意攻补兼施，补虚不忘实，泄实不忘虚。

第二章 病毒性肝炎的中医治疗

临床实践证明，中医药治疗病毒性肝炎有着明显优势和确切疗效。特别在急性病毒性肝炎、重型肝炎、肝纤维化（肝硬化）、调节机体免疫、减轻与消除症状等治疗方面优势突出；而在抗乙肝病毒方面虽然有效，但尚缺乏大量严格的临床观察，重复性较差，有待进一步验证。

在目前对病毒性肝炎的治疗尚无特效药物的状况下，中医药治疗仍然占据很重要的作用。

一、急性病毒性肝炎的辨证治疗

急性病毒性肝炎，辨证大致可分湿重、热重、湿热并重型。由于其湿热郁结，邪无出路，瘀而发黄，故治疗上多以清利湿热、疏泄肝胆。临床上一般以连翘、郁金、茵陈作为基本方。热重于湿者，加银花、大青叶、板蓝根、大黄等清热解毒、通泄肠胃；湿重于热者，加藿香、佩兰、苍术、厚朴、半夏、陈皮等以芳化祛湿；有表证者亦当行解表之剂。具体的治疗方法，主要体现在以下五个方面。

（一）清利湿热

用于急性病毒性肝炎初起，湿热俱盛。临床表现为发热，头痛，巩膜、皮肤黄染鲜明，身体困倦，肢节酸痛，纳呆，厌油腻，恶心呕吐，胃脘胀满不适，大便溏，尿色黄赤，舌红苔黄厚腻，脉缓。肝大，肝功能指标明显异常。可选用甘露消毒丹随症加减。

藿香 15g，佩兰 15g，白蔻仁 12g，茵陈 30g，滑石 30g，木通 9g，黄芩 12g，连翘 12g，石菖蒲 15g，川贝母 12g，薄荷 9g，射干 12g。

本方芳化利湿、清热解毒。临床上一般是将上方去射干、川贝、薄荷，加山栀、茯苓。

（二）祛湿清热

适用于湿邪偏重，热毒较轻的患者。肝炎黄色不甚鲜明，头重，身倦，脘痞，纳呆，恶心，尿少色黄，舌红苔白厚腻，脉缓。肝功能明显异常，肝大者。可以藿朴夏苓汤加连翘、茵陈、郁金。

藿香 15g，厚朴 15g，半夏 9g，云苓 30g，杏仁 12g，白蔻仁 15g，薏米 30g，猪苓 12g，泽泻 12g，豆豉 15g，茵陈 30g，连翘 12g，郁金 15g。

本方芳化祛湿，兼以清热。适于湿重于热者。

（三）解毒利湿

用于热邪疫毒偏重。皮肤色黄鲜明润泽，发热，口渴，小便黄少，烦躁，腹满，肝区胀痛，大便秘结，舌苔黄厚而干，脉数有力。可用茵陈蒿汤加清热解毒之品。

茵陈 30g，栀子 12g，生大黄 9g，银花 30g，连翘 12g，大青叶 30g，板蓝根 30g。

本证的辨证要点在发热、烦躁、腹满便秘。

（四）解毒疏郁

适用于湿热蕴结，肝气郁滞。起病急，病程快，黄疸较重、鲜明如橘者。兼见发热，恶心，呕吐，纳差，厌油腻，肝区胀痛，脘痞腹胀，舌红苔薄白，脉弦。可将四逆散、茵陈蒿汤及金铃子散三方和合治之。

茵陈 30g，栀子 12g，生大黄 3g，柴胡 12g，白芍 30g，枳实 15g，炙甘草 12g，延胡索 12g，川楝子 12g。

本证的辨证要点是胁肋胀痛、脘痞厌油腻、黄疸较重。

（五）解表透邪

急性黄疸型肝炎兼有表证。恶寒身倦，食纳减少，恶心厌油，小便短赤，大便稀软，巩膜黄染，舌苔薄白微黄而腻，脉浮数。选用麻黄连翘赤小豆汤加味。

麻黄 10g，连翘 12g，桑白皮 15g，赤小豆 30g，杏仁 10g，生甘草 12g，大枣 12g，生姜三片，茵陈 30g，郁金 15g，半夏 9g，山栀 9g。

本证的辨证要点在于兼有表证，恶寒身困或肢体酸痛沉重，或兼发热头重。

二、暴发性肝炎和亚急性肝坏死的辨证治疗

暴发性肝炎和亚急性肝坏死即病毒性肝炎的急重型和亚急重型。均是以较大面积肝细胞坏死为病理特征的重型肝炎，甚者肝组织在几日内即坏死殆尽。病情危重，进展较速，病死率高，与中医的"急黄"、"瘟黄"相似。

主要表现：①消化道症状严重，恶心呕吐，难以进食；②黄疸迅速加深；③精神神经症状突出，烦躁不宁，谵妄狂躁，意识障碍，嗜睡，最后转入昏迷或半昏迷，抽搐震颤；④化验，肝功能显著异常，黄疸指数急剧升高，血氨高，凝血酶原活动度低下；⑤查体，肝脏缩小伴明显肝臭，腹胀痛拒按，或快速出现腹水征；⑥舌质红绛，舌苔黄燥，脉滑数或弦数。

需要指出的是，亚急性肝坏死多因急性黄疸型肝炎，虽经治

疗，已达 20 余日以上，黄疸未见减退，反逐渐加深，消化道症状如恶心、呕吐、纳呆、腹胀等加重，大便溏泄，小便黄赤短少，预后也多恶劣。此即《金匮要略》："黄疸之病，当以十八日为期，治之十日以上，反剧为难治。"

在辨证治疗上，二者一般以"阳黄"、"阴黄"分之。

（一）"阳黄"

1. 病机

湿热毒邪炽盛，脾胃郁热。

2. 证候特点

黄疸色泽鲜明，身热口渴，小便短赤，大便干燥，腹胀拒按，烦躁不宁，或吐血衄血，舌质红绛，舌苔黄燥，脉滑数。若热毒炽盛耗伤阴液，则可出现震颤抽搐，舌绛少苔或无苔，脉弦大虚数或细数。

3. 治则

清热解毒，通涤肠胃。

4. 方药

可拟茵陈蒿汤合大黄黄连泻心汤，再加银花、公英、板蓝根等清热解毒药为基础方加减。方剂如下：茵陈 30g，山栀 12g，生大黄 12g，黄连 9g，黄芩 12g，银花 30g，公英 30g，板蓝根 30g。

5. 化裁

（1）气营两燔，热入心包而嗜睡昏迷者，宜清心开窍。用安宫牛黄丸、或径用大承气汤攻下（生大黄 20g，芒硝 15g，枳实 12g，厚朴 12g）。曾会诊一例黄姓男患者，重型肝炎昏睡不醒，用大承气汤重用大黄 20 克，排出黑色黏液便数枚转苏醒。亦有用大黄加食醋外用灌肠，并内服安宫牛黄丸减少氨的吸收，促使有毒物质的排出。

（2）热炽伤阴，肝风内动而震颤抽搐者，宜凉血息风。拟羚角钩藤汤（羚羊角、桑叶、川贝、生地、钩藤、菊花、白芍、生甘草、鲜竹茹、茯神）合犀角地黄汤（犀角、生地、赤芍、丹皮）为基础方化裁治疗。

（3）血热妄行而吐衄便血，宜直泻心火，用大黄黄连泻心汤（生大黄、黄连、黄芩）；或犀角地黄汤清热凉血。

需要指出的是，暴发型肝炎死亡率极高，若病至昏迷不醒，狂躁抽搐，或呕吐鲜血，则多属不治，治疗上一定要谨慎客观。

6. 病例

莫××，女，20岁，1999年4月14日入院。患者纳差，恶心，呕吐4天，伴高热恶寒（T 39.2℃），小便如浓茶样。肝功能：总胆红素220μmol/L，谷丙转氨酶1540U/L，HBsAg（-）。查体：巩膜及全身皮肤出现黄染，神志不清，呈昏迷状，烦躁不安。诊断为病毒性肝炎（病原未定型）急性重型；并肝性脑病Ⅱ度。病情危重，要求结合中医治疗。辨证为急黄重证，属疫毒炽盛，内陷心营。治则：清热解毒，通窍除湿，拟以茵陈蒿汤合大黄黄连泻心汤加减：茵陈30g，栀子12g，生大黄12g，黄连9g，黄芩12g，银花30g，公英30g，板蓝根30g。

水煎服，每日1剂。另口服安宫牛黄丸3g顿服。服上方后，大便每日3至4次，为黏液样便，小便量增多，神志转清醒。嘱再服3剂，并加服安宫牛黄丸。服至第5天后，神志已完全清醒，皮肤、巩膜黄染变浅，症状好转。将上方大黄减至3g，去黄连黄芩加炙甘草9g，大枣12g，再服5剂。服完后，诸症明显好转，黄染消退。由于中西医结合二法并进，病情迅速转危为安，住院15天后复查：巩膜及皮肤黄染明显变浅，胃纳正常，舌红苔白微黄而厚，脉弦细数。总胆红素69μmol/L，谷丙转氨酶113U/L。再拟以清热解毒，凉血养阴善后。

茵陈30g，生大黄3g，栀子9g，银花30g，元参15g，麦冬

30g，生地 30g，水煎服。

上方共服约 30 剂，患者症状消除，肝功基本正常。

（二）"阴黄"

1. 病机

脾肾虚寒，气血衰败。即《景岳全书》所说："凡病黄疸而绝无阳证阳脉者，便是阴黄"；"阴黄证，则全非湿热，而总由血气之败"。

2. 证候特点

黄疸色泽晦暗，精神萎靡，极度乏力，言语低微，口干不欲饮，大便溏稀，小便短少，腹鼓胀不纳、或有腹水，脉沉数无力或弦大中空，舌质淡，舌体胖大，苔白或灰腻少津。

3. 治则

温补脾肾，化湿利胆。

4. 方药

可以茵陈四逆汤合四君子汤为基本方化裁。方剂如下：茵陈 30g，熟附片 12g，干姜 9g，炙甘草 12g，人参 12g，白术 15g，云苓 30g，大枣 30g。

5. 化裁

若胃满腹胀者可加枳实、厚朴、半夏行气散结；呃逆连绵不止加丁香、柿蒂、竹茹、代赭石、旋覆花降逆止呃；腹水水肿加猪苓、茯苓、泽泻、车前子、大腹皮淡渗利水；皮下瘀斑，口唇暗淡，舌质暗淡或紫暗者，加桃仁、红花、赤芍、丹参、当归活血化瘀。

6. 病例

陈××，男，38 岁，2001 年 9 月 28 日住院。患者于一周前发热，体温 38.2℃，恶心厌油腻，呕吐一次。经当地某医院拟以胃肠型感冒治疗，病情加重，并出现身目黄染而转来就诊。

现：身倦，极度乏力，脘痞腹胀，恶心纳呆，偶呕吐为少量胃内容物，时有呃逆，小便如浓茶样，大便稀溏日 2 至 3 次。查体：精神不振，面色萎黄，皮肤黄色晦暗，巩膜深度黄染，肝掌明显，腹膨隆拒按，腹水征（±）。化验：总胆红素 280μmol/L，谷丙转氨酶 960U/L，谷草转氨酶 640U/L，白蛋白 28g/L，凝血酶原活动度 55%，B 超为"急性肝损伤并少量腹水"，病毒为"大三阳"。诊断为"病毒性肝炎（乙型）慢性重型"。用西药对症治疗后，病情并未得到控制，呕吐频繁，腹水征明显，嗜睡并一度出现休克，黄疸指数升高至 310μmol/L，谷丙转氨酶 324U/L，有"酶胆分离"表现。遂要求结合中医治疗。查其手足厥冷，舌体胖嫩，质淡水滑，边有齿痕，舌苔白而厚腻，脉沉细无力。辨证属脾肾阳虚，湿从寒化，寒湿内聚，阻滞三焦，气机运化失职，肝之疏泄失常，胆汁外溢，为"阴黄"之证。拟温补脾肾，化湿利水法。方以茵陈四逆汤合五苓散加藿香佩兰。

方剂如下：茵陈 30g，熟附片 9g，干姜 12g，炙甘草 12g，桂枝 15g，白术 12g，茯苓 30g，泽泻 12g，猪苓 12g，藿香 15g，佩兰 15g，水煎服。

上方服 6 剂后，病情明显好转，呃逆、呕吐均止，腹软，腹水减轻，知饥欲食，大便一日一次，小便增多，精神大为好转。黄疸退至 180μmol/L，脉沉细弱，舌质淡苔白微腻。继续以上方再服 6 剂。

胃纳消化均见好转，腹平软，腹水征（±），二便畅利，精神较好。肝功能检查：黄疸指数 88μmol/L，白蛋白 33g/L，谷丙转氨酶 120U/L。仍按上方加减，温补脾胃为主，兼和胃祛湿。

茵陈 30g，熟附片 6g，干姜 9g，炙甘草 12g，桂枝 12g，白术 12g，云苓 30g，薏仁 30g，大枣 12g，党参 15g，黄芪 15g，焦三仙各 12g，水煎服。

按上方加减服 2 月余，症状消失，肝功能化验正常，痊愈出院。

　　总之，亚急性肝坏死之"阳黄"证是湿热毒邪过盛，如不及时采用苦寒攻泻、清热利胆，则易伤其正气，故宜祛邪为主，以免贻误病机；"阴黄"证是脾肾虚寒，血气衰败所致，宜用温补脾肾、化湿利胆为法。在实践中应注意到阳黄与阴黄是正邪交争、是可以相互转化的，往往是正不胜邪，气血亏损而转化为"阴黄"证。所以，辨证时必须注意顾护脾肾以固本，达到正气复、邪气退，方可化险为夷。

三、治疗急性病毒性肝炎的临证体会

　　急性病毒性肝炎无论有无黄疸，都应以祛邪为急务。临证治疗要注意以几个问题。

　　（一）祛邪勿迟

　　要及早诊治，抓紧时机，趁正气未虚，及早驱邪外出，如此则病易愈。反之，若拖延时日，正气为邪毒所伤，湿邪疫毒胶结不解，邪实正虚，则疾病缠绵难愈。这可作为急性肝炎治疗的一个总则。因此，急性肝炎开始时，总以祛邪外出为要，而且越早越好。开始兼有表证，可兼以解表，选用麻黄连翘赤小豆汤加减，使湿热之邪得以汗解；湿热疫毒胶结于气分之时，应促使邪毒从二便而解，故应保持大小便通畅，通利二便为治疗急性肝炎最为常用的方法。其总的精神不外是使邪有出路，故用药要果敢果断，开始时用药要早，要快，剂量无妨大一些。

　　（二）补勿过早

　　湿热之邪为患，易见全身困倦无力等"假虚"之象，此时过早使用补剂，往往会使毒邪复炽，湿热之邪更加胶结难解。

（三）治疗要彻底

急性病毒性肝炎治疗一段时间之后，临床症状很快就能得到控制，患者自觉症状消失，表面上好像已恢复了正常状态，此时，患者往往会中止治疗。但此时仍有湿热疫毒残留，如不彻底消除，而患者本身的正气又不足以消除这些"余毒"时，余毒会长期潜伏体内为患，往往会演变成慢性肝炎。因此，急性病毒性肝炎在临床症状消失，甚至在肝功能检查恢复正常之后，仍要坚持一段时间治疗，以防病情复发或演变成慢性肝炎。曾治一王姓患者，黄疸指数由原来的 398μmol/L 降至 54μmol/L，谷丙转氨酶亦恢复到 68U/L，临床症状基本消失，此时患者以经济困难为由要求中止治疗，一周后病情急剧加重，黄疸指数复升到 120μmol/L，谷丙转氨酶升到 540U/L，不得已又二度住院治疗。前后迁延治疗 3 月余，总算保住性命，痊愈出院。当然，此时期的治疗就不是单纯祛邪，而应扶正与祛邪两者兼顾，祛邪仍以清利湿热为主，扶正则以健脾、柔肝为宜。

（四）及时对证治疗

急性病毒性肝炎发病初期，应迅速改善消化道症状，特别是恶心、呕吐。这是控制病情进展的重要一环。如见舌苔黄厚腻或黄浊，脉象弦滑，每与前述基本方中加鸡内金、麦芽以醒胃，每获良效。

（五）关于大黄的运用

在急性病毒性肝炎的中医治疗中，一般文献认为大黄仅用于热重便结的病例，对湿重便溏者则不相宜。但大黄有攻积导滞、泻火凉血、活血祛瘀、利胆退黄之功，对湿重热重之病例，用之咸宜。用药方法上，可仿《伤寒论》大黄泻心汤法，以大黄研粗末置杯中，酒浸以没为度，待浸透后弃酒留药，以药汁趁热如沏茶样浸泡大黄约20min而后服，此法长于清热而无大泻。中医用大黄一般腹泻即止，其实使用该药可连续服用数十剂、直至痊愈而无不良反应，仅在初服数日内有泻下，日二三次，以后则无大泻，仅诉便溏或大便通畅而已，湿热也随之而解。近代医家张锡纯论，"大黄力虽猛，然有病者则病当之，恒有多用不妨者"，故连续使用该药不仅能利胆退黄，且能活血祛瘀，改善肝瘀血，促使转氨酶恢复正常，对肝功能恢复起重要作用。在重症肝炎中，大黄用量每日可达20克以上，尚可用大黄30至60克浓煎至100毫升保留灌肠，对促使肠道积滞排除、防止血氨升高确有良效，可以防止肝昏迷的出现。

四、慢性病毒性肝炎的辨证治疗

（一）慢性病毒性肝炎的病机特点

慢性病毒性肝炎由于患病日久，正气已伤而邪留不去，故多为虚实夹杂，其病机特点是本虚标实。其虚主要表现为脾胃气虚、气血两虚、肝肾阴虚、脾肾阳虚；其实指湿热毒邪、气滞不畅、血络瘀阻。而湿热毒邪胶滞不化则是慢性病毒性肝炎贯穿始终的主要致病原因。慢性病毒性肝炎始终都是以湿热蕴结肝脾、进而导致一系列病理变化为主要致病机制。

（二）慢性病毒性肝炎的治疗原则

扶正祛邪是慢性病毒性肝炎的治疗原则。扶正要以顾护脾胃为贯彻始终，兼柔肝滋肾；祛邪主要以清化或清利湿热为要务，结合疏肝解郁，活血通络。

（三）慢性病毒性肝炎的辨证治疗

1. 湿热邪毒内蕴

多见于慢性病毒性肝炎急性发作，湿热邪毒内蕴肝脾。患者巩膜、皮肤皆见黄色，状如柏皮，口干喜冷饮，腹胀胁痛，纳呆厌油，大便色灰干燥或黏腻不爽，小便色如浓茶，脉弦滑或弦数，舌红，苔黄腻。

（1）治则：清热解毒化湿。

（2）方药：可仿前述急性黄疸型肝炎，拟茵陈蒿汤加清热解毒药。

茵陈 30g，栀子 12g，生大黄 9g，银花 30g，板蓝根 30g，连翘 12g，大青叶 30g。

加减：淤胆重者加郁金 15g，香附 15g，枳壳 12g；脘痞纳呆者加半夏 9g，内金 30g，焦三仙各 15g。

2. 肝郁脾虚

为慢性肝炎最常见病证。多见于慢性乙肝病情反复，肝功能指标不稳定患者。临床表现胁肋胀痛，烦躁易怒，太息嗳气，倦怠乏力，食少纳呆，腹胀便溏，舌淡苔薄白或微腻，脉沉弦或弦细。病机为肝气郁结，导致脾失运化。

①治则：疏肝理气，健脾和胃。

②方药：逍遥散或柴胡疏肝散加减。

当归 15g，白芍 15g，柴胡 12g，茯苓 12g，白术 12g，炙甘草 12g，郁金 15g，香附 12g，陈皮 12g，半夏 9g，枳壳 12g。

加减：有黄疸可加茵陈 30g，川军 1g；纳呆恶心加内金 30g，焦三仙 15g，竹茹 15g，生姜 3 片；乏力明显加党参 15g。

3. 湿热留滞

多见于患慢乙肝病程较久的患者。病情反反复复，肝功能特点以长期反复、较低水平不稳定。症见四肢倦怠乏力，胃纳不佳，肝区持续性不适，小便黄，大便正常或偏溏。舌质淡红，舌苔白或薄黄厚腻，脉濡数。

（1）治则：清利湿热，芳香化浊。

（2）方药：**藿朴夏苓汤去杏仁豆豉加佩兰、虎杖、连翘。**

藿香15g，佩兰15g，白蔻仁12g，厚朴12g，半夏9g，茯苓30g，薏仁30g，猪苓9g，泽泻9g，虎杖15g，连翘12g。

加减：纳食不香加焦三仙各15g、内金30g；肝区痛者加元胡12g、川楝12g；黄疸持久不退者加茵陈15g、川军1g。

4. 气滞血瘀

由气滞而血瘀。患者烦躁易怒，两胁胀痛或刺痛，腹部痞块或乳房有硬结，面色晦暗，有肝掌或蜘蛛痣，或时有齿鼻衄血，舌有瘀点或瘀斑，舌苔腻，脉弦。

（1）治则：理气活血。

（2）方药：血府逐瘀汤加减（去牛膝、桔梗加香附、白芍）。

桃仁12g，红花12g，当归15g，川芎9g，赤芍30g，生地30g，柴胡12g，香附12g，白芍30g，炙甘草12g。

加减：腹部肿块（肝脾大）明显加穿山甲10g、鳖甲10g；牙齿或鼻出血者，加茜草30g、藕节30g或三七粉3g冲服；或用地骨皮30g煎汤漱口，亦有减少牙龈出血的作用。

5. 肝肾阴虚

湿热内蕴，日久伤阴，胁痛隐隐，劳累则著，头昏耳鸣，两目干涩，五心烦热，失眠多梦，或龈血鼻衄，口干而苦，腰膝酸软无力，遗精或月经不调，舌红绛少苔，脉弦细数。

（1）治则：滋养肝肾。

（2）方药：二至丸合一贯煎加减。

沙参30g，麦冬30g，五味子12g，当归15g，枸杞15g，生地15g，川楝子12g，女贞子15g，旱莲草15g，香附12g。

加减：难以入寐者加炒枣仁 30g、山萸肉 15g；出血者加三七粉 3g 冲服。

6. 脾肾阳虚

倦怠神疲，面色晦暗，畏寒肢冷，腹胀便溏，小便不利，腰膝酸软，身目黄色晦暗，舌质淡嫩或胖嫩，舌苔白腻，脉细弱。

（1）治则：温补脾肾。

（2）方药：右归饮合理中汤加减。

熟地 30g，山药 15g，山萸肉 15g，枸杞 15g，杜仲 15g，菟丝子 15g，附子 9g，当归 15g，党参 30g，白术 30g，干姜 12g，炙甘草 12g。

（四）慢性乙型肝炎的抗病毒治疗

1. 抗病毒治疗的用药原则

依据慢性乙肝的病机特点，慢性乙型肝炎的抗病毒治疗应从扶正与祛邪两方面着手，权衡其邪正虚实，或祛邪佐以扶正，或扶正佐以祛邪。

祛邪药多用清热解毒之品，如虎杖、连翘、大青叶、公英、白花蛇舌草、金银花、半枝莲、板蓝根等。扶正则多从疏肝健脾入手，疏肝常用柴胡疏肝散、小柴胡汤、四逆散加减；健脾多以四君子汤（党参、白术、茯苓、炙甘草）加减。气虚者用黄芪、党参等品；阴虚者，常用二至丸、黄精、一贯煎之属；阳虚者，用二仙（仙灵脾、仙茅）、巴戟、苁蓉、菟丝子等；湿邪困脾者，常用不换金平胃散（平胃散加藿香、半夏）。一般的用药原则是，在扶正药物的基础上加二三味或四五味适合整个病情的祛邪药物；或在几味祛邪药物的基础上，佐以一二味适合证情的扶正之品。据临床所见，部分"大三阳"或乙型肝炎表面抗原阳性，通过治疗可实现其"血清转换"或使乙肝表面抗原阴转。若能坚持治疗半年或更长时间，部分是可以获愈的。

从所用药物来看，祛邪类药物多有抗乙型肝炎病毒作用；而扶正药物多有增强细胞和体液免疫、增强内皮细胞吞噬功能作用。

2. 抗病毒治疗的误区

中药抗乙肝病毒，在实验研究方面，大多是体外实验，据报道有明显抗乙肝病毒的药物有大黄、黄柏、虎杖、黄连、石榴皮、贯众、地榆、穿心莲等；所以许多人认为中药有抗病毒作用者多属清热解毒之品，但经临床观察，其对乙肝病毒并无明显抑制作用。如果仅限于体外实验，不结合临床，不和人体脏腑功能状态相结合，可能收效不一定很大。

实践证明，在乙型肝炎急性期应用清热解毒药物治疗，虽然对抗病毒有一定的作用，但由于乙型肝炎经过急性期后，部分患者的乙肝病毒可以自行转阴或消失，所以在急性期很难评价这些药物的抗病毒效果；而在慢性期单用清热解毒药物并无明显效果。所以慢性乙型肝炎的抗病毒治疗，还是应从辨证论治入手，扶正祛邪，通过调整脏腑气血的功能达到抗病毒的目的。

病例：田××，女，33岁，就诊日期：1996年2月22日。一年前初查出患乙型肝炎，缠绵不愈。近一月来脘腹胀满，呃逆，胁肋不适，巩膜黄染，脉弦细，舌淡红，苔薄黄。化验：转氨酶498U/L，总胆红素32μmol/L，"大三阳"。辨证属肝气郁结、湿热留恋，拟柴胡疏肝散加清热解毒之品。柴胡12g，香附12g，枳壳12g，白芍15g，炙甘草12g，郁金15g，丹参30g，连翘9g，大青叶15g，白花蛇舌草15g，茵陈15g。

1996年7月24日诊：述近几个月来一直以上方加减治疗；5月8日化验，转氨酶降至正常，乙肝五项未有变化，遂自行停药；7月日化17验，转氨酶又增344U/L。现症：劳累后精神不佳，纳差，胁肋不适，二便可，脉弦细，舌淡红，苔薄白。显示出肝郁脾虚、肝血已淤、余毒未清的征象。遂拟上方加健脾、养阴活血之品：

柴胡 12g，香附 12g，郁金 15g，枸杞 15g，白芍 15g，炙甘草 12g，党参 15g，白术 12g，云苓 12g，三七粉 3g，丹参 30g，茵陈 15g，白花蛇舌草 30g。

1996 年 10 月 9 日三诊：经上方治疗 2 月余，前日做化验，肝功正常，乙肝"大三阳"全部转阴，临床症状基本消失。嘱其注意饮食、劳倦，以免复发并定期检查。1997 年春节来谢：几次化验结果，乙肝五项均为阴性，肝功正常。

(五) 慢性肝炎肝功能指标异常的辨证治疗

1. 退黄疸

(1) 阳黄的辨证治疗：阳黄主要是湿热之邪蕴结脾胃，郁蒸肝胆而发黄。阳黄患者的辨证治疗关键在于辨清湿热偏重的不同，并依据其孰轻孰重而来立法、选方、用药。如何辨其湿热的偏重？经验是注意辨舌苔的白腻或黄腻；辨口渴思热饮和思冷饮；辨大便的稀溏与干结。一般舌苔白腻口渴思热饮者为湿偏重，舌苔黄腻口渴思冷饮者为热偏重；大便稀溏是湿偏重，相反大便干结乃至不通则是热偏重的表现。如果口渴思热饮，舌苔黄白相兼而厚腻者，则可出现在湿热偏重不明显的黄疸病例中。

湿重于热：黄疸较轻，伴有恶心，呕吐，腹胀满，倦怠少食，大便稀溏，舌苔白腻，脉濡数。治以茵陈平胃散，或藿朴夏苓汤加茵陈，可随症加减。

热重于湿：黄疸较重，发热，口干口渴，心烦，小便短赤，大便干燥，皮肤瘙痒，舌苔黄腻而干，脉滑数。治以茵陈蒿汤加味。

(2) 阴黄的辨证治疗：阴黄的病位在脾肾，病机是脾肾阳虚。如病变仅限于太阴脾土，则表现为发黄，脘腹胀满，食欲不振，大便稀溏，舌淡苔白腻，脉沉迟，或有小便不利。实际上是湿邪偏重的证候。治疗上可予茵陈理中汤、或茵陈五苓散。如病变涉及太、少二阴，脾肾阳虚，则其除有上述表现外，还可出现精神萎靡，畏寒，肢冷，口和不渴，小便不利，舌淡水嫩，苔白腻，脉沉弱等症状。治疗上又当以茵陈四逆汤、茵陈术附汤等。

病例：何××，男，42岁。因食欲不振，恶心呕吐，目黄身黄7天住院。查体：巩膜黄染，肝脏在右肋下1cm，无压痛及叩痛，脾未触及。化验结果：总胆红素98.3μmol/L，谷丙转氨酶1475U/L。初诊时因其舌淡苔白腻脉缓，诊为阳黄湿偏重，予茵陈胃苓汤加减。服10剂后症状不见缓解，除仍恶心呕吐外，黄疸急剧加深，总胆红素406.1μmol/L、谷丙转氨酶下降至310U/L，出现酶胆分离的危象。患者出现畏寒肢冷，虽时值炎夏，反以被裹身，饮水服药虽烫也不觉其热，精神萎靡，不愿讲话，并有头痛头昏，尿色如浓茶状，舌淡嫩润滑，舌苔白腻，脉沉弱。乃予茵陈四逆汤加人参，3剂后症状明显好转，头痛头昏消失，不觉畏寒，说话增多，饮食增加，精神转佳。继续服茵陈四逆汤加减共治疗2个月，黄疸全消，肝功能正常而出院。

（3）活血凉血与退黄：慢性病毒性肝炎高胆红素血症患者几乎都有不同程度的血瘀见症，也即湿热蕴于血分；而血瘀又可加重病情，甚至是黄疸加深的主要原因。此外，在血瘀较重的高黄疸病例中，经常是瘀热互结，邪毒深伏，有明显的里热证。有的病例有严重的出血倾向，如鼻衄、齿衄、皮肤瘀斑等，此即《伤寒论》所谓"瘀热在里，身必发黄"。

黄疸既然是血脉受病，治黄疸必然要从治血入手，亦即在清热祛湿的基础上，加用活血凉血的药物。活血药常选丹参、赤芍、桃仁、红花、郁金、泽兰、益母草等；凉血则多用生地、丹皮、赤芍、白茅根、小蓟、藕节等。其中丹参活血养血而不伤正；益母草、桃仁、红花活血化瘀而性较温和而无破血之弊；郁金乃血中气药，治血而又疏理气机；泽兰"通肝脾之血"，活血而不伤血，同时又利湿退黄。凉血药中，白茅根凉血活血，又能利湿退黄、清热退烧；小蓟能凉血活血而又止血，且解热毒；藕节凉血活血化瘀，能止衄血；赤芍一味，既能活血又能凉血，用量可至60g，重用本品对瘀热互结高黄疸症及淤胆型肝炎患者有明显退黄作用。

（4）化痰与退黄：黄疸日久，湿热郁阻，热灼湿黏，痰浊郁滞，则黄疸胶固难化，不易消退。所谓化痰，也就是化痰散结，祛除胶结黏滞的湿热，痰滞得化则瘀热易清，黄疸必然易于消散。化痰法多与行气、活血、化瘀法配合使用。常用药物有杏仁、橘红、莱菔子、栝蒌等。杏仁能利肺气以通调水道，配合橘红行气化痰、除痰湿；莱菔子化痰消食、行气除满。此外，山楂消食化痰；半夏燥湿化痰；焦白术健脾除湿化痰；郁金活血化痰理气；旋覆花清上焦之顽痰；尤以白矾一味，入血分清血中之顽痰，为降酶退黄之要药。

治痰之法用于治疗黄疸，是临床多年来的体会。通过实践充分证明，重视化痰可以加速利湿退黄，特别是对于长期黄疸不退的患者。根据临床体验，西医所谓高胆固醇血症，中医多从化痰论治。

（5）关于"清热退黄散"：关于黄疸，除用汤剂治疗外，临床上常配合服清热退黄散。即青黛、明矾、血余炭，按2∶1∶2之比例共研细末吞服，每日2~3次，每次1.5g，用于黄疸型肝炎残黄不退，或慢性肝炎胆红素升高者。退黄散（青黛、明矾、黄连）按2∶1∶2比例共研细末，每日2~3次，每次1.5克，适应证同上而有热象者。

2. 降转氨酶

（1）降酶须辨证论治：临床上降转氨酶，不辨别证候的寒热虚实、药物的温清补泻，一味地滥用某种药物降酶，是取不到好效果的。

转氨酶升高，中医辨证有实有虚。实证多属肝胆湿热，肝气郁结；虚证多由肝郁脾虚，肝肾阴亏。而以肝胆湿热和肝肾阴亏一实一虚证候为临床所多见。

肝胆湿热者，其舌苔多黄腻。治以清化肝胆湿热，以龙胆泻肝汤加减：龙胆草 12g，柴胡 9g，黄芩 9g，山栀 9g，茵陈 30g，郁金 15g，木通 9g，半夏 9g，陈皮 12g，云苓 12g 等。

热偏重者，龙胆草、茵陈、黄芩用量宜加重，或加板蓝根、大青叶、连翘、白花蛇舌草等；湿偏重者加薏仁、苍术、泽兰；大便干结者可加生大黄 9~12g；夹有瘀血者加丹参、川芎、三七粉（冲服）。

肝肾阴亏者，多舌红少苔或无苔。治以滋补肝肾为主，拟一贯煎加味：沙参 30g，麦冬 30g，当归 15g，生地 15g，枸杞子 15g，川楝子 12g，五味子 15g，山萸肉 30g，炒枣仁 30g。

阴虚火旺者加女贞子 15g，旱莲草 15g；胁痛不休加郁金 15g，元胡 12g，香附 12g；血瘀者加丹参 30g，桃仁 12g，红花 12g；阴虚而夹湿热者，其舌红苔黄腻，可加虎杖 15g，茵陈 30g，连翘 12g；食欲不振者加内金 30g，炒麦芽 30g。

肝气郁结证候，其胁肋胀痛，易怒，舌淡苔白，脉弦硬或弦滑，拟以柴胡疏肝散加减；而肝郁脾虚，表现脘痞胀闷，不思饮食，倦怠乏力，大便不实，舌淡苔白腻，脉弦者，则又当拟以疏肝健脾治疗，以逍遥散加减：柴胡 12g，当归 15g，白芍 15g，党参 15g，白术 12g，云苓 12g，炙甘草 9g，陈皮 12g，半夏 9g。

纳差加内金 30g，麦芽 30g，砂仁 12g，脘腹胀闷加厚朴 12g，枳壳 12g；胁胀痛加郁金 15g，川楝子 12g，元胡 12g；大便不实加山药 15g。

（2）单味药物降酶的思考：关于单味药物降酶，国内曾有许多介绍，如五味子、垂盆草、山豆根、虎杖、龙胆草、田基黄、鸡骨草、三七粉等。临床观察，有的有效，而许多情况下效果并不理想，其主要原因是没有掌握好辨证论治的原则。

关于单味中药降酶，也应根据药物性味的差异和功效主治的不同，针对性地选择符合其治疗适应证型的肝炎转氨酶升高患者。如五味子具有温补的作用，对于临床表现为气阴两虚的肝炎转氨酶升高患者疗效较理想，而证属湿热郁结者，使用五味子则非但无效，多服久服还会助其湿热而贻误病情，导致转氨酶升高。再如垂盆草，药味甘淡微酸而偏凉，有清热解毒作用，为江南民间治疗痈疮及毒蛇咬伤的常用药物，对肝炎转氨酶升高属湿热，尤其是热偏盛者有效。乌梅、炒枣仁等据报道也有降酶的作用，但两者均酸敛补肝，其降酶作用须适合于肝肾阴虚、而配合如"一贯煎"等滋养肝肾的药物才能有效果，如用于湿热郁蒸的证候，同样会加重病情。其他如山楂的降酶作用甚好，但多适用于肝胃不和、食滞痰郁的证候。三七、丹参也善降酶，只适用于肝炎夹有瘀血的患者，虚证用之，反有耗血之弊。

如上。对于肝炎患者转氨酶升高，临床见到的虽然是同一观测指标，但须通过辨证论治，区别其寒、热、虚、实的属性和阴阳的盛衰，然后视其不同证型，针对性地选方用药，决不能执一方一药而不变。

3. 改善蛋白质的代谢

慢性病毒性肝炎蛋白代谢失常，A/G 倒置，尤其是白蛋白下降，多为病变日久，正气损伤，且下降的程度与正气亏损的情况成正比。临床多见于脾胃气虚和肝肾阴虚二种证型。

脾胃气虚，正气不足者。症见面色萎黄，消瘦，少气懒言，倦怠乏力，食少腹胀，舌淡苔薄白，脉弦细者。用四君子汤加味：党参 30g，白术 30g，云苓 12g，炙甘草 9g，香附 12g，砂仁 12g，柴胡 12g，白芍 15g，黄芪 30g，淮山药 15g。若舌体胖嫩而有齿痕，舌苔滑润者，可加干姜 12 克，甚者加附子 6 克（取附子理中汤之意）。

肝肾阴亏者。多见胁肋隐痛，头昏目眩，咽干口燥，失眠多梦，舌红少苔，脉细数。用一贯煎合二至丸加白芍：沙参 15g，麦冬 30g，枸杞 15g，生地 15g，当归 15g，川楝子 12g，白芍 15g，女贞子 15g，旱莲草 15g。

需要指出的是，慢性肝病蛋白比值失常，多见肝脾肿大或早期肝硬化表现，如肝掌、蜘蛛痣等。所以临床上每在上述二法中略加活血通络或清解余毒之品。活血药多选丹参 30g，三七粉 3g，牡蛎 30g，鳖甲 30g；清解余毒则选白花蛇舌草 30g，连翘 9g，郁金 15g。

通过健脾以充气血生化之源；补肝肾以培精血之本。多能使白蛋白升高，球蛋白降低，使 A/G 倒置得到调整。临床体会，只要坚持服药 1~3 个月，这种疏肝健脾、肝脾并治的方法，对于慢性肝炎蛋白倒置的疗效是确切的。其中黄芪、党参、白术、云苓、山药等健脾药物是纠正蛋白异常的主要药物。

诊察肝肾阴虚，舌象的变化具重要诊断价值。临床上许多肝肾阴虚的患者，症状表现并不突出。由于医家审查不详，而误用香燥理气或化瘀软坚的药物，致阴亏愈亏，愈攻而肝功愈坏。凡肝肾阴亏的患者，其舌多鲜红或红绛，或舌边尖红赤、或舌面上有裂纹，即应在相应治疗中加滋补肝肾的药物。如舌红少苔或舌苔光剥，则肝肾阴亏，灼耗阴液，往往是病情较重的表现。而舌质红紫，则多表示阴亏夹有瘀血，应在一贯煎中加活血通络之品方切病情。临证如详细把握，则多数病例是可以好转的。

4. 病毒性肝炎的对症治疗

（1）胁痛（肝区疼痛）：肝居胁下，其经脉布于两胁，慢性肝炎胁痛，其病机大致有二：一是湿热郁结，气滞血瘀，其证属实；一是肝阴不足，脉络失养，其证属虚。

湿热郁结肝胆。多导致肝郁气滞、血行不畅，多为胀痛或刺痛，舌苔黄腻。选用柴胡疏肝散为主，加入既能清热解毒、又能化瘀止痛的药物：柴胡 12g，白芍 15g，炙甘草 9g，枳壳 12g，香附 12g，川芎 6g，郁金 15g，赤芍 30g，丹参 30g，虎杖 15g，连翘 12g。

肝阴不足之胁痛。肝区隐痛，悠悠不休，劳倦加重，伴有咽干心烦，舌红少苔。选用一贯煎加味：沙参 30g，麦冬 30g，当归 15g，枸杞 15g，生地 15g，川楝子 12g，元胡 12g，郁金 15g，白芍 30g，炙甘草 9g。

治疗胁痛，要注意正确运用疏肝理气药，如果滥用，则易耗伤肝肾之阴而加重病情。一般加香附、元胡、青皮、枳壳、柴胡等，只可暂用、少用，或适当配合柔养肝阴的药物使用。已经出现肝阴不足或肝肾阴虚的现象，尤当选用如佛手、玫瑰花、生麦芽、川楝子等疏肝不伤阴的药物。运用活血化瘀药物亦要注意，只宜缓攻，不可急散，更忌大剂和持续应用破血化瘀如三棱、莪术、山甲、土鳖虫等药物，否则病邪未解而正气已伤，必然加重病情。而须正邪兼顾，方能取效。

（2）腹胀：慢性肝炎腹胀，病在肝脾，其证有实有虚。实证多为肝气郁结，肝木乘脾，肝脾不和；虚证多由肝郁脾虚，脾失运化。

肝气郁结，肝脾不和者，病的重心在肝。表现为脘腹胀闷，胁肋胀痛，恶心嗳气，急躁易怒，大便多成形，脉弦硬。治以柴胡疏肝散或逍遥散加减：柴胡 12g，白芍 15g，炙甘草 9g，枳壳 12g，香附 12g，半夏 9g，厚朴 12g，川军 1g。

肝郁脾虚，脾失运化者，病的重心在脾虚失运。腹胀不实，不欲饮食，大便溏稀，倦怠乏力，舌淡苔白腻，脉弱。治以益气健脾疏肝，拟六君子汤合四逆散加减：党参 30g，白术 12g，云苓 12g，炙甘草 9g，陈皮 12g，半夏 9g，柴胡 12g，香附 12g，枳实 12g，淮山药 15g，焦三仙各 12g，内金 30g，脾运正常，腹胀自然会随之好转。

对于肝硬化顽固性腹胀，可用莱菔子粉、鸡内金粉、沉香粉各 2g 和匀，一天分 2~3 次吞服；或用皮硝 60g，肉桂粉 6g 和匀敷扎脐部；或用大田螺一枚，葱根一段，冰片 10g 共为泥敷脐部；或用巴豆壳粉纳入卷烟中吸入。可望暂时缓解。

（3）呃逆：病毒性肝炎出现呃逆，每表示其病情加重或危重。多为连连作呕，持续不止，患者十分痛苦。西药多无有效方法，中医治疗，也多套用"丁香柿蒂汤"或"旋复代赭汤"，由于不加辨证而少有取效者。

临床体会：其属本虚标实者居多。实指肝气郁滞，浊气上逆；虚是脾胃气虚，肝肾不足，元气衰败。其可治与否，全在胃气的存亡，有胃气则生，无胃气则死。

若患者虽呃逆频仍不断，但其声较响亮，尚有底气，精神尚好，欲食能进，舌上有苔者，多表示胃气尚在，病属可治。每宗《伤寒论》"哕而腹满，视其前后，知何部不利，利之即愈。"语训，注：前后即大小便之意，以小承气汤加味治疗，每取良效。临床表现为腹部胀满或膨隆，大便干结或数日不解，舌苔厚腻或黄腻者，可取小承气汤（大黄 9g，厚朴 12g，枳壳 12g）加木香 9g，槟榔 9g，半夏 9g，柿蒂 30g，炙甘草 12g，行气导滞，引上逆之气下行，每在 1~2 剂之内，即取良效。但须中病即止，免伤正气。

对于脾胃虚寒或脾肾阳虚患者，其呃声低微，畏寒肢冷，困倦乏力，或夹水气（腹水），而小便不利，其舌淡嫩水滑，舌苔白腻或厚腻者。只要精神尚好，纳食能进，多属正气虽虚，而胃气尚存，也每以小承气汤加附子理中汤（附子 9g，党参 30g，白术 12g，干姜 12g，炙甘草 9g）、或小承气汤加四逆汤（附子 9g，干姜 12g，炙甘草 9g）。有腹水者可再加桂枝 12g，云苓 30g，薏仁 30g，泽泻 12g，猪苓 12g 以温阳化气利水。这样在温补阳气或温阳利水的基础上，再加小承气导滞下行，亦适合《伤寒论》

的辨证思想，取效也非常好。

临证若呃逆，患者出现面色黧黑或晦暗垢腻，精神极度疲倦，或神志时清时昧，或嗜睡不深唤之即醒，语声低微不欲言语，腹胀如鼓难以进食，小便不利或不通，舌光无苔或舌苔剥落者，均为正气虚竭，胃气衰败的死候。多属不治。

（4）食欲不振：病在脾胃，证分实虚。

实证多由湿热郁阻，肝气不舒，胃失和降。其特征是恶心纳呆，脘痞，舌红舌苔黄腻，脉弦滑。治当解毒化湿，疏肝和胃。拟以四逆散合小陷胸汤加减：柴胡12g，白芍15g，枳实12g，炙甘草9g，半夏9g，栝楼30g，黄连9g，连翘12g，砂仁12g，内金30g，焦三仙各15g。若食欲仍不开，应注意是热去湿存，湿邪困脾，应拟芳香化浊如藿朴夏苓汤，或理脾燥湿如平胃散之类，以防苦寒伤胃。

虚证的食欲不振，多为脾胃气虚，难以运化。表现为神疲、体倦、便溏、脉弱、舌淡苔薄白或微腻。可选用香砂六君子汤加味：党参30g，白术12g，云苓12g，炙甘草9g，半夏9g，陈皮12g，香附12g，砂仁12g，内金30g，焦三仙各15g，淮山药15g。若舌苔较腻者可去山药加藿香15g，佩兰15g。

若肝炎患者晚期，腹大胀满，食欲全无，多为胃气衰败，预后不良。

（5）疲倦：慢性肝炎患者肢体乏力是常见症状之一，也应分实虚论治。实证多与湿热郁结，肝失疏泄，脾不健运有关。故表现为腹胀，尿黄，舌苔黄腻而四肢乏力，其实证不难辨认，以清利湿热为主，法遵前述。虚证多为肝肾阴亏而筋脉失养，或脾气虚弱不能荣养四肢，故表现为头昏，耳鸣，腰酸，肢软，食少，便溏，脉细弱者。亦可以前法而治以滋养肝肾或健脾益气。

5. 慢性病毒性肝炎的临证体会

（1）慢性病毒性肝炎的病理机转：慢性病毒性肝炎大都因

为急性期湿热未净，迁延不愈所致。

湿热邪毒，困遏肝脾，肝失疏泄，脾失运化，早期多表现湿热气滞之证，临床出现口苦口黏，恶心呕吐，纳少厌油，脘腹痞闷，或有嗳气肠鸣，大便溏垢或秘结，胁肋作胀或胀痛，尿黄赤，舌质红，苔黄腻，脉弦滑等，部分患者由于湿热郁蒸的关系可有黄疸。湿热郁滞，肝郁不达；湿邪伤脾，脾虚生湿，进一步还可出现肝郁脾虚湿困证，其倦怠乏力，食欲不振，面色油腻晦暗，舌苔薄腻，脉弦虚或弦细。

病程经久，或未经适当休息和积极治疗，湿热两伤肝脾，脾虚则气血生化无原，肝虚则血失所养，则可形成肝脾两虚证，表现为神疲乏力，面色少华，纳谷不香，肝区不适或劳累后隐痛加重，头晕目眩，两目干涩，大便易溏，舌淡苔薄，脉弦细等。而脾虚湿困，脾阳虚弱，进一步可损及肾阳，出现如神疲嗜睡，四肢困乏，少食腹胀，肢冷畏寒，大便稀溏，舌质淡胖，苔滑，脉细弱等，是为脾肾两虚证候，也为临床所常见。

病情较重者，也可出现腹水征。而肝郁日久的演变，一为肝郁血滞，是肝络瘀阻，其证属实，特征是胁痛持续或有腹胀、面色黧黑，肝掌或蜘蛛痣，或肌肤残黄不退，舌色暗红或有瘀斑；一为肝郁日久化热，或湿热化燥灼伤阴液，而肝肾同源，是为肝肾阴亏证，临床可见头晕耳鸣，目涩口干，胁肋隐痛，夜寐多梦，尿黄便干，舌红苔黄，脉弦细数。

所以慢性病毒性肝炎的病理演化，可简单地归纳为湿热邪毒蕴结肝脾，肝失疏泄，脾失运化，肝郁脾虚，进一步导致气滞、血瘀，而病久肝肾阴亏，脾肾阳虚，也为慢性肝病的主要机转和临床表现。

（2）清热除湿是治疗慢性病毒性肝炎的关键：从辨证角度和临床实践来看，湿热毒邪是病毒性肝炎的特异性致病因素，而湿热蕴结的基本病理，可贯穿于本病之始终。如舌苔黄腻，口苦尿黄，腹胀纳差，大便溏而不爽等都是反复出现的湿热证候，还有身热不扬，面目发黄，以及水肿、腹水等也不少见，即使是肝肾阴亏阶段，也应适当配合清热解毒药物，故清热除湿实为治疗本病的关键。尤其是慢性肝炎的活动期（急性期），不论有无黄疸，多属湿热邪毒内蕴，应以清热解毒药物为主，随证配伍理气化瘀，疗效较好。

具体治法上乃是以清化或透化湿热为重点，两者均要注意芳香化浊。茵陈、虎杖、公英、山栀等清化湿热药物的应用要贯彻始终。薏米、白术、茯苓、扁豆等，健脾渗湿而不伤正气，常有卓效。故若蛋白倒置，可用四君子汤加当归、白芍之外，每再配以薏米、白术、大枣等，常可取得较好疗效。

临床上常选用银花、连翘、板蓝根、山栀、白花舌草、公英、虎杖、黄芩等清热解毒；云苓、猪苓、薏仁、泽泻、白术等淡渗利湿；藿香、佩兰、白蔻仁、石菖蒲、苍术、厚朴、半夏、陈皮等化湿醒脾。其中苦寒之品为清热燥湿的主要药物，对湿热病邪有较强的针对性，但过用损伤脾胃又须注意。对于肝肾阴亏者，尤其要注意过用燥湿伤阴，辛香药宜少用。

（3）关于健脾：肝病最易传脾，在治肝病的同时，当先实脾以防止疾病的传变；脾为后天之本，补脾的目的在于使脾气充实，增强机体免疫力。所以在治疗本病的过程中，先后或同时采用补脾的整体疗法，可能是取得疗效的一个重要因素。

慢性病毒性肝炎虽然在临床上可有若干不同的症状与体征，可以分成为若干不同的证型，但恰有一个主要的共同点，就是所有慢肝患者自始至终都有一系列脾虚的症状存在，如四肢无力，容易疲倦，腹胀，面色灰黄，大便不正常等。故慢性病毒性肝炎的形成不仅与患者急性期的受邪轻重、护理是否得当有关，更重要的是患者有潜在的脾虚因素存在。一旦受邪之后，由于脾弱而正气不强，抗病力不足，又未给予适当的补脾药物治疗，脾胃之气愈加不足，湿热毒邪久羁，而成为慢性肝炎。在临床上，对慢性肝炎病情反复、治疗效果不理想者，即考虑是否有脾虚因素存在而应加用补脾药物。所以说，慢性肝炎以强健脾胃为主。

补脾方剂，可选四君子汤、六君子汤或五味异攻散（四君子汤加陈皮）。但脾虚湿困，肝郁不达，而肝为血脏，所以组方每加当归、白芍以养血和血，而曰"归芍六君子"或"归芍异攻散"为妙。临证时，还可随证加减化裁。

（4）关于疏肝：慢性病毒性肝炎邪毒蕴结于肝，每易引起肝失疏泄，故疏肝解郁也为治疗肝病的主要治则。疏肝常用四逆散、柴胡疏肝散加减，特别是对于淤胆性肝炎，疏肝之法尤为常用。但肝为刚脏，体阴而用阳，宜柔而不宜伐，疏肝调气药每多辛香温燥，如用量过大，或使用过久，或配伍不当，往往耗伤阴血，促使病情恶化。所以选用药物时，对于气滞初起，病情较轻，症见精神怫郁、胸闷不畅、胃纳不香者，一般用陈皮、佛手、砂仁、郁金、玫瑰花、生麦芽等气味轻清、芳香疏气、理气而不伤阴的药物；若气滞较重，症见胸胁胀痛、气滞胃痛、气结腹痛以及积滞痞块者，则用香附、青皮、柴胡、木香、枳壳、枳实等辛宣破结之药；凡气滞而兼阴血不足者，在疏肝解郁的前提下，必配伍柔肝养阴之品，以防耗伤阴血，如白芍、枸杞、沙参、麦冬等。

若肝郁日久，必至肝络瘀阻，其证胁痛持续，有时腹胀，肝大压痛明显，脉弦细，舌色暗红或有瘀斑，此属肝郁血瘀。治又当疏肝解郁，活血通络，若徒恃疏肝理气，反伤肝阴。

（5）关于补养肝阴：慢性肝炎常由湿热邪毒久羁致病。湿热郁久生热，热盛伤阴；或急性肝炎过用苦寒；或理气多用辛燥，也常导致伤阴，故慢性肝炎肝的阴血虚损证候也为常见。

慢性肝炎临床若见头晕耳鸣，目涩口干，胁肋隐痛，夜寝多梦，溺黄便干，舌红苔薄，脉细或数者，已示肝阴亏虚，当用柔

肝之法。即使上述症状不显著，只要湿不重、苔不腻、大便不
溏、无明显脾阳受遏者，均可辨证用之。如肝阴明显不足，采用
柔养肝阴法多时无效、舌质仍干红有裂纹者，则示预后不佳。

关于补养肝阴，以酸补肝是常用之法。此法是从《金匮要
略》"夫肝之病，补用酸"中得到启发而使用的酸敛补肝之品，
如炒枣仁、山萸肉、金樱子、五味子、枸杞子、首乌、熟地、女
贞子、旱莲草、桑椹子、山楂、乌梅、菟丝子等。这类药物是治
疗慢性肝炎的主要药物，能使肝虚症状减轻乃至消失，对肝功能
球蛋白表现异常往往能得到较快改善，疗效颇为满意。降转氨酶
则用乌梅，量在15g以上为好；常用补肝阴药物中如炒枣仁为主
要，且用量要大，不应小于30g，一般可用至45g；其次为金樱
子、女贞子、首乌。

肝主藏血，慢性肝病日久，耗伤肝血，所以养肝阴同时要和
血。临床不少慢肝患者有神疲，头晕，目眩等肝血虚的表现，可
通过补肝养血得到改善，取法如"一贯煎"组方，常用当归、
白芍、沙参、麦冬、阿胶、桑椹等。

"阴无骤补之法，非多服药不效。"只要辨证正确，养阴法
可以守方稳进，不可操之过急，常可取得较好效果。

近年来有人报道，肝病阴虚型患者细胞免疫功能低下，而养
阴法能使体内抗体存在时间延长。

（6）关于活血化瘀：久病入络，血络瘀阻是肝病发展的必
然转化。故临床上除用补肝法外还须注意慢性肝炎与血瘀的关
系，即使无明显血瘀证见，也可在补肝健脾方中酌加活血化瘀之
品，而并非到上述血瘀证完全显露才去活血通络。常用活血药物
如赤芍、丹参、桃仁、红花；而活血又软坚者如田七、鳖甲、穿
山甲等。由于田七、鳖甲、赤芍三种药物攻邪不伤正，常为临床
所选用。由于慢性肝炎体质较差，在使用活血化瘀药物时不宜攻
伐太过，如三棱、莪术、土鳖等破气耗血药物不用或少用。

由于慢性病毒性肝炎虚实夹杂、病机复杂，临床上往往表现出肝功反复异常，黄疸指数不高而久久难退，此时用西药治疗往往无甚好的办法，中医治疗在补肝健脾的基础上适当加用活血化瘀药物，对于退黄、降酶、改善 γ 球蛋白等常有出奇的效果。一般用"归芍六君子汤"或"一贯煎合五味异功散"加用上述活血药物适当加减，此法若长期服用，疗效满意，各别患者初期常有转氨酶轻度上升现象，但继续服用两个月后便可回降，且临床症状消失较快。笔者在临床上运用此法治疗慢性肝炎残黄久久不退、转氨酶反复难降或早期肝硬化者，许多患者不但肝功能转为正常后且能长期保持稳定，甚至连肝掌、蜘蛛痣及肝病面容等也改善明显。

临床体会，丹参是治疗慢性肝炎较理想药物，此药既可解肝郁，又能养血活血，且能消坚散瘀，一般可用至 30g。

临证加减，若兼肝气郁结者，可配伍如香附、郁金、佛手、生麦芽等；兼瘀血较深者，可伍焦山楂，其化瘀消痰而不伤正气，且能健胃消食，黄疸残留每用之取效；大黄既能活血化瘀，又能利胆退黄，笔者治疗慢性肝炎，每在不同组方中加入 1g 大黄，取其既能化瘀退黄，也能下气健胃，可以常服久服而不伤正气，对于治疗慢性肝炎和早期肝硬化每取良效，正如张锡纯说："大黄能入血分，破一切瘀血；其气香故兼入气分，少用也能调气、治气郁作痛"、"大黄力虽猛，然有病则病当之，恒有多用不妨者"。

（7）疗效判断不可单凭生化指标：治疗慢性肝炎的效果，生化指标虽有重要参考价值，但患者的症状体征更具有实际意义。

许多病例，在服用中药后自觉症状虽有改善，但肝功能和黄疸指数恢复较慢，在这种情况下，医者必须审度全局，不可急于求成。判断用药是否对证，首先是以患者自觉症状是否好转作为检验，如果患者服药后感到舒适，症状并随之逐渐改善，就应视为有效，即使肝功、黄疸指数恢复不够满意，也不要轻易改换方药。随着症状的好转，肝功能往往随之趋于正常。

（8）治慢性肝炎不可操之过急：治疗慢性病毒性肝炎尤不可操之过急。而应遵小剂缓进、慢慢调理之法，即如云："治久病又如理丝，急则愈坚其结，缓则可清其绪"，用平常之药，治愈久病重病。同时要注意患者精神、饮食、生活等的调摄，综合治疗，以缓求胜。

（9）慢性肝病治忌壅补：慢性肝炎病机多属肝郁脾虚、湿热留恋，治疗上应轻灵活泼地条达肝气、清利湿热为原则，用药切忌壅补。凡补益药，如滋阴补血或益气健脾等，多数滋腻壅滞，病邪较重时过早用补益，易滋湿助热，使湿热之邪缠绵胶滞、难以化解，导致腹胀气滞，内湿壅满。而应以滋而不腻、补而不滞的药物，或佐以疏利之品，才能恰中病情，收到好的效果。

（10）慢性肝病的生活调养：①须注意适当休息：做适当运动如散步等，活动过剧，每导致病情加重或复发。②节制房事：房事不节可加重病情。③预防感冒：乙肝恢复期，若患感冒者，经肝功能复查，绝大多数可见异常，故须预防。④注意饮食：饮食疗法是中医治疗的一大特色，尤其对肝病更显示其优越性，适当调理好肝病的饮食，很有积极意义。一般来说肝病饮食以清淡为宜，切忌辛辣燥热、油腻荤腥之味，多种水果及果汁、山药粥、莲子粥、薏米粥、大枣粥等都有一定的食疗作用；甲鱼既可滋阴又可软坚，但必须久炖 10 个小时左右才可能达到治疗效果；过食高蛋白对患者并非有益；鸡肉应绝对禁止，临证有肝炎已愈因食鸡肉而症状复发者，据本草论述，鸡肉性热属木，而肝为风木之脏，食鸡肉易动肝风，故宜忌食；肝炎发病期不宜食海鲜，食之每易加重病情；其他如牛羊肉、狗肉、鹌鹑、鸽子等其性燥热，不宜食用；辣椒、胡椒适可而止；糯米、红薯、土豆等黏腻滞气，不宜多用。

五、肝炎肝硬化的辨证治疗

（一）肝硬化的病理特点及治疗原则

肝硬化属中医"臌胀"、"积聚"范畴。病变性质属本虚标实。本虚主要指肝脾肾三脏气血阴阳的不足，即脾虚气滞、肝肾阴亏、脾肾阳虚而言；而由于正气亏虚，水气不化，气虚血滞，从而导致气血痰水留滞为患，是为标实。

所以说肝硬化的病理特点是肝、脾、肾三脏受病，气滞、血瘀、水蓄为患，其病变的根本即气虚血滞。

但在临床上，往往是痰湿与瘀血相结，或阴虚内热而气滞血瘀，或气血不足而血瘀水停，各证之间交互杂见，很难截然分开，但在因果关系上，务必记住本病是病程日久，因虚致实。所以在治疗上务必掌握以补虚为主、攻邪为辅、缓缓收功的原则。始终以疏肝理气、健脾和胃为要务，关键是保护脾胃功能，使脾胃健运、气血得以生化，则治疗有望，始有生机。

（二）肝硬化的辨证治疗

肝硬化的根本病变在于气虚血滞，临床常表现为面色黧黑，唇暗，腹壁静脉曲张，肌肤甲错，肝掌，蜘蛛痣，瘀斑，齿、鼻衄血等，舌暗红或有瘀斑。故其治疗应以活血化瘀为基本，临床常以二甲活血汤（炮山甲、鳖甲、丹参、赤芍、桃仁、红花）活血化瘀软坚；再根据以下肝脾肾三脏正气亏虚的不同，扶正化瘀，辨证施治。

1. 脾气虚弱

症见疲乏无力，声音低怯，面色萎黄，纳少运迟，腹胀便溏，舌淡体胖有齿印，脉弱。可用黄芪、党参、白术、云苓、山药、陈皮、半夏、砂仁、香附、焦三仙等。

2. 肝郁气滞

胁肋胀痛，胸闷腹胀，舌淡苔白，脉弦滑者。可选用柴胡、香附、郁金、川楝子、佛手、生麦芽、枳壳等。

3. 湿热留滞

症见黄疸，恶心纳呆，口苦，小便短赤，舌苔黄腻者，往往为肝硬化活动期出现肝功能显著异常者。可选用茵陈、山栀、大黄、黄柏、龙胆草、银花、板蓝根、连翘、大青叶、垂盆草、虎杖等。

4. 肝肾阴虚

症见头晕耳鸣，失眠多梦，胁肋隐痛，烦躁乏力，舌红少苔，脉细数。可选一贯煎为基本用药：沙参、麦冬、枸杞、生地、当归、白芍等。若阴虚血热，表现午后低热，咽干口燥，面部潮红，衄血瘀斑，舌质红绛，可选元参、茜草、小蓟、赤芍、女贞子、旱莲草、地骨皮等。

5. 脾肾阳虚

症见少食腹胀满，肢冷畏寒，大便溏稀，足跗肿胀，舌淡嫩质胖，苔滑。可选附子理中汤用药：附子、干姜、党参、白术、云苓、炙甘草、苁蓉、菟丝子、益智仁等。凡肝病阳痿者，不必壮阳，壮阳则相火动而伤肝阴。肝病必须禁欲，否则易加剧病情。

另。早期肝硬化，许多患者无明显症状体征，中医无"证"可辨或辨证根据不足，但据实验室检查结果（如 B 超、肝穿刺、CT 等）可确立其病变性质的实在，这类患者可采用西洋参 30 克、滇三七 30 克、鸡内金 60 克研末混匀，分 30 包，每日开水送服 1 包，经临床反复应用，确有效果，亦可用于晚期肝硬化轻度腹水或腹水消退好转期。此方三味药有益气、祛瘀、消积作用，亦富"攻补兼施"之意。

6. 病例

（1）病例1：姚××，男，48岁。初诊日期1993年2月27日。

患者慢乙肝病史10年余。1991年下半年开始出现双下肢轻度浮肿，复查肝功：谷丙酶198U/L。9月份以后病情加重，肝区隐痛不休，食后腹胀明显，明显乏力感，小便黄赤，大便黏腻不爽，肝功能进一步恶化：谷丙酶540U/L，总胆红素68μmol/L，经住院保肝治疗，病情好转而于12月份出院。1个月后上述症状再度加重，且有低热，失眠；查体：面色晦暗，肝掌及蜘蛛痣明显，双下肢凹性水肿；肝功：谷丙酶320U/L，黄疸54μmol/L，白蛋白31.8g/L，球蛋白33.5g/L；血分析：白细胞3.82×10^9，血小板67×10^9；B超：结节性肝硬化，脾肿大，微量腹水；食道钡透：食道下端静脉曲张。住院2个月余，经保肝治疗，病情未见好转，坚持要求出院请中医门诊诊治。烦热，失眠，耳鸣，舌暗红，苔腻微黄，脉细数小促。辨证属肝肾阴亏、气滞血瘀、兼有湿热。拟一贯煎合二甲活血汤化裁：沙参30g，麦冬30g，枸杞15g，生地15g，当归15g，白芍15g，鳖甲30g，炮山甲12g，丹参30g，赤芍30g，大黄3g，虎杖15g，薏仁30g，云苓30g。

上方略有加减，经服药治疗2个月，患者肝功能恢复正常。白蛋白升至34.4g/L，血小板也升至74×10^9。B超示腹水消失。面色转红润光华，精神好转，腹胀消失，知饥能食。嘱其控制饮食，注意休息，继续以上方坚持治疗。2月后来告，病情一直稳定。

（2）病例2：邹××，男，农民，1995年12月11日初诊。

症见：面色晦暗，体形消瘦，纳食尚可，双下肢水肿，腹胀，腹壁静脉曲张，大便稀日3~4次，小便淡黄，口淡无味，舌暗淡，苔薄腻，脉弦。B超显示：肝硬化，中度腹水，脾肿大。患者住院期间因经济困难不能坚持治疗，遂要求出院服中药。辨证为血瘀气滞、脾气虚弱。拟二甲活血汤合四君子汤化裁：丹参30g，赤芍30g，桃仁12g，红花12g，鳖甲30g，党参30g，白术30g，云苓30g，炙甘草9g，黄芪30g，内金30g，焦三仙15g，薏仁30g，大腹皮30g。

服上方15剂后，腹胀减轻，按之柔软，下肢浮肿消退。但仍食后腹胀，大便稀，上方去大腹皮加山药15克。

三诊：1996年2月5日。服上方30余剂，症状基本消失，纳食正常，面色光泽有华，精神好转。舌淡红，苔薄白，脉缓。守上方再服。

至1996年9月23日再诊。自觉无任何症状，饮食及二便、睡眠均正常，面色光泽。肝功能稳定。遂告临床痊愈。

（3）病例3：刘××，男，49岁。2002年4月4日初诊。

患者自1993年病毒性肝炎发病，曾因病情反复而多次住院治疗。2000年10月以来肝功能持续异常达一年半之久，二次住院治疗而肝功能无明显改善，而转门诊治疗。腹胀加重二月余，食后胀甚，纳少，便溏，气短乏力，神倦嗜睡，手足发凉，下肢浮肿。舌质淡嫩水滑，苔白腻，脉沉细无力。肝功检查：谷丙酶350U/L，黄疸32μmol/L，白蛋白29.2g/L，球蛋白34.5g/L，血小板54×10^9。查体：腹膨隆，腹水征阳性，腹围95cm，双下肢凹陷性水肿。B超：肝硬化并中度腹水，脾大。辨证：脾肾阳虚、气虚血滞。拟桂附理中汤加活血化瘀：桂枝12g，熟附片9g，党参30g，白术30g，云苓30g，炙甘草9g，泽泻12g，猪苓12g，茵陈30g，丹参30g，桃仁12g，红花12g。

上方服15剂后，尿量增加，每日出量在2000ml左右，腹围缩小。再服原方20剂，腹部变软，纳食增加。上方去泽泻、猪苓；加内金30g，焦三仙15g，黄芪30g。一个月后B超示腹水消失，腹围减至 86cm，复查肝功：黄疸 24μmol/L，谷丙酶 67U/L，白蛋白 32.4g/L，球蛋白 32.1g/L，血小板 7754×10⁹。嘱带上方回乡继续调治。至 2003 年 8 月治疗结束时，查白蛋白为 34.5g/L，球蛋白为 31g/L，肝功正常，食欲好转，病情稳定。

（三）肝性脑病的辨证治疗

肝性脑病（肝昏迷）的辨证治疗，一般分虚实两途。

实证多由湿热疫毒攻心，痰火内闭，扰乱神明。临床表现为神志不清，谵语躁动，肢体抽搐，角弓反张，气息粗大，便结尿赤，舌质红，苔黄糙或焦黑，脉弦大而数。多见于急性重型肝炎、亚急重型肝炎、慢性重型肝炎或慢性肝炎重度患者。治当平肝熄风，解毒化痰，凉血开窍，可用黄连解毒汤（黄连、黄芩、黄柏、山栀）合羚羊钩藤为基本方，其中羚羊粉宜 0.5～1 克吞服，过少则药力不足。邪热偏盛，加服安宫牛黄丸（药店有售）一丸吞服；抽搐反张，选加紫雪丹（药店有售）熄风开窍；痰浊偏重，其特点是昏睡不醒，痰声漉漉，舌苔浊腻，惟加至宝丹（药店有售）豁痰开窍，兼能清心最为合适。对火毒内盛，面赤身热，热陷营血，神志昏迷，狂呼号叫者，可用犀角地黄汤（犀角 3 克，生地 15 克，赤芍 15 克，丹皮 9 克）加服安宫牛黄丸疗效甚好；或可加远志、菖蒲、胆星、半夏、陈皮等化痰开窍；其中犀角如用水牛角代替，虽有一定效果，但用量宜大，可用至 30～60 克，亦需先煎。笔者临床上对肝昏迷属实者，每仿《金匮要略》"痉为病，胸满，口噤，卧不着席，必齘齿，可与大承之汤"之法，而径用大承气汤急下实热（大黄、芒硝、枳实、厚朴），其中大黄用量可至 20 克，意在急下存阴，往往燥粪得下，病转清醒，每获卓效；亦可以大承气汤原方浓煎至 100 毫升保留灌肠，对促使肠道积滞排出，防止血氨升高亦有卓效，可以防止肝昏迷之出现。且后者在患者不能口服、水食难纳时，不失为一种更好的给药途径。

虚证为正虚邪陷所致，此因阴阳气血衰败，精神竭绝而神明不守，多见于慢性病毒性肝炎或肝炎肝硬化迁延日久，正气虚衰的患者。病初可见精神疲惫，少气懒言，或午后潮热，消瘦颧红；继则神志恍惚，语无伦次；进而昏迷不醒，二便失禁。此证多属病情危重，预后极差，多为不治，权且救治，偶有一线生机。属气阴涸竭者，可与益气养阴，左清化痰热，药选西洋参、麦冬、五味子、天竺黄、川贝母之类；属阳气衰亡者，急回阳救逆，佐化痰醒窍，药如人参、附子、白术、茯苓、石菖蒲、远志、炙甘草等，并配合加服苏合香丸（药店有售）以开窍醒神。

肝炎昏迷者病情变化迅速，虚实错杂，急症以邪实为主，但须顾及气阴；久病虽属正衰，但痰浊常留恋为患。所以要权衡标本缓急，邪势急者先治标，邪势退者图其本；正气暴脱者宜扶正固脱之剂；正虚邪恋，亦当兼化痰浊。

（四）肝硬化治疗的用药

1. 白术

白术有益气健脾，通利水道，活血化瘀的功用。现代药理研究，认为白术能升高白蛋白和纠正白/球蛋白比例，有抗凝血和明显而又持久的利尿作用，能促进电解质特别是钠的排泄，以及抗肝癌等功能。由此可见，白术补中寓利，堪为治疗肝硬化腹水的要药。对白术的用量要重，轻证要用30g以上，重证需用60g左右。

2. 活血化瘀药

肝硬化的病理实质即为气滞血瘀，所以活血化瘀在肝硬化的治疗过程中显得尤为重要，但临床上如何掌握化瘀药物的应用，使既能化瘀，又不致伤耗正气，也是必须讨论的问题。

（1）肝硬化常见的瘀血表现：胁痛（多为刺痛，痛有定处，经久不移）；肝脾肿大；肝掌、蜘蛛痣；面色晦暗或黝黑；舌质紫暗或有瘀斑；月经异常（闭经、痛经、经水不止）；低热；多梦、易怒、怔忡等精神症状。

（2）活血化瘀药物的选择

行气活血：如郁金、香附、元胡、川芎等。

活血化瘀：如丹参、生山楂、赤芍、桃仁、红花、益母草、三七粉等。

活血破血：如大黄、水蛭、虻虫、土鳖虫、地龙等。

破瘀化症：乳香、没药、三棱、莪术、穿山甲、血竭等。

（3）常用活血药物介绍

生山楂：有活血化瘀、降脂、降酶、消食等作用，凡血瘀而又饮食不消，转氨酶和血脂高时，可用。

丹参：活血养血而不伤正气。临床配用凉血活血药治疗淤胆型肝炎高胆红素血症；配葛根治疗残留黄疸，有效。

大黄：入血分，破一切瘀血；少用亦能调气，治气郁作痛；破症瘕积聚而治肝脾肿大；开心下热痰而治癫狂昏迷；降肠胃湿热以通燥结。是活血化瘀的首选药物，故其在肝炎应用很广。例如退黄，古代医家用于治黄疸的百余方中，有三分之一方中有大黄；孙思邈的《千金要方》中16个治黄疸方中，有一半处方中有大黄。可见大黄为退黄疸的主要药物。治疗急性重型肝炎、肝昏迷、急性黄疸型肝炎、淤胆型肝炎常用承气汤化裁治之，效果明显。

赤芍：既能凉血又能活血，并能降血脂、降血糖。临床重用（60~80克）对淤胆型肝炎瘀热互结者有明显退黄作用。

三七粉：善化瘀血，又能止血，为治衄血要药。临床应用证明有降酶、提高白蛋白、降球蛋白等作用。三七可能是治疗慢性肝炎最有希望的药物。

丹皮：有清热凉血作用。与其他凉血活血药物如赤芍、郁金等配伍，治疗瘀热互结发黄有显效。

三棱、莪术：二药性较猛烈，能治心腹和胁下疼痛及一切气滞血瘀之证，尤其是与鳖甲、穿山甲为伍治疗肝脾肿大、肝硬化。但用量宜小，且不宜久服。

当归：活血养血，滋阴退热。尤长于肝肾阴亏夹有瘀血的证候，常配一贯煎应用。

（4）应用活血化瘀药物应注意的事项

活血化瘀防止伤阴：肝体阴而用阳。在活血化瘀时应注意勿伤肝阴，应与养阴柔肝药物并用，如熟地、枸杞、旱莲草、白芍等。

与止血药物合用：慢性肝炎肝硬化患者常有食道静脉及门脉高压病变，过多活血药可导致出血，此外肝硬化常有齿衄、鼻衄等。此时一定要配合三七、茜草、小蓟、生地、赤芍、白茅根等才好。

（五）治疗肝硬化的几点思考

1. 坚持疏肝理气、健脾和胃，保证消化吸收功能正常

因为对肝硬化导致肝区隐痛、腹胀气滞、食后饱胀等一系列消化道症状，治疗应疏肝理气，使肝气正常疏泄，脾胃才能正常收纳运化，疏肝理气与健脾和胃并行，才能达到较好治疗效果。临床上只要用药得当，持之以恒，缓慢图功，是可以取得较好疗效的。

2. 软坚散结必须在脾胃功能建运的情况下运用

肝硬化多数脾肿大，都必须软坚破积，但前提是脾胃功能正常，使肝有所养，才能渐消渐散，关键是保护脾胃功能，使病者能食能化，病有生机，治疗有望。用攻积破积药以渐消渐散为宜，用药以柔中有刚为是，切忌峻猛攻伐，三棱、莪术小量轻用；桃仁、土鳖虫、水蛭、虻虫以不用少用；总之以攻伐勿过是为上策。应攻补结合，宜缓不宜急，因为凡攻瘀破积药物，均对肝脏有程度不同的损害，如果反复用，大量用，非但不利于病，反而有伤肝脏。

3. 肝硬化的补益问题

肝硬化慎用温补。一般地说肝硬化是本虚标实，气血水瘀，只能用清补，不能用温补，忌用黄芪、人参等温补之味。因肝病容易化火伤阴，补气药每多助火。如清润药沙参、天花粉、石斛；养阴药如生地、女贞子、旱莲草、白芍、太子参、丹参、山药等，掌握滋而不腻、滋阴而不助湿，总之以滋养肝阴为主。

食补在肝硬化的治疗中有积极意义。如食用甲鱼，既可软坚散结，又可补充蛋白，间断地食用很有益处，但必须久炖10个小时左右才能达到治疗效果。泥鳅炖汤亦为良好的佐食之品，这种有"水中人参"之称的食物，既可补脾，又可利水，集药物与食物于一体的补品，比之用药补为好。此外，如山药粥、莲子粥、薏米粥等药用食补，于病都有治疗意义。

4. 关于利尿

对肝硬化腹水采用利尿方法，这是临床中西医都用的常法。但中西医利尿都有伤阴之弊。西药利尿，连续用3～5天即停止，间隔使用利水效果更好，不宜长期运用；中药可酌情用疏肝理气、化气利水，也可用补脾利水，有时亦可泄下利水，但不宜大剂攻伐利水，要因势利导，在气化则水化的理论指导下适当运用利水药。尤其注意不能中西药物同时利水，否则易出现舌红无苔的伤阴现象，务必慎重。中药利水，不能轻易应用甘遂、芫花、大戟之类峻猛逐水药。总之，以轻可去实为好。

5. 肝硬化的预后

肝硬化患者多为肝阴不足，肝郁化火。可以在临床上密切观察舌苔和脉象。如舌红润偏淡，苔轻浮为佳；若深红或红而发亮，为肝郁化火，胃阴不足（同时也表示肾阴不足），是不祥之兆，如有舌苔尚好；若舌红无苔，病情十分严重，预后不良。脉象作为判断肝硬化的预后，也是重要指征。临床肝硬化病脉宜缓软不宜弦硬，尤以缓而柔软为佳；反之，如脉弦大搏指，寸关尺三部弦硬，为胃气不足，大有伤阴之势，无论其病情如何，预后都不良；尤其是晚期肝硬化，脉见弦数而硬，定为死候。对肝硬化患者的面色应严格观察。一般地说，肝病面色多黯滞，但不能黯至失泽，若面色晦暗或深暗，所谓"面色黧黑"，且无光泽，为病情重笃，预后多不良。

六、中药治疗病毒性肝炎的误区

目前治疗病毒性肝炎的中药很多，然而从临床实践看，效果尚不尽如意，要走出许多误区，才能扭转治疗中的缺陷。

误区之一：把炎症统统视为热证，认为炎者必热、热者必清，大量使用清热解毒药。从辨证论治的角度上看，治疗肝炎大量使用清热解毒药是片面的，特别是在慢性肝炎阶段，患者多有脾胃虚弱、肝肾不足等正气虚弱的情况，如果大量使用清热解毒药，势必损伤脾胃，加重湿浊的留滞，使原本纳差、厌油、大便稀溏的症状加重，对治疗不利。

误区之二：对无证可辨的乙肝，动辄使用清利湿热的药物来所谓抗乙肝病毒。实际中医抗病毒治疗是在辨证的基础上略加解毒药物，如滥施清利湿热，损伤脾胃，造成食欲不振，消化吸收障碍，患者出现乏力腹胀，非但乙肝病毒不能转阴，还会导致病情加重。

误区之三：对肝硬化动辄活血化瘀，攻坚破积。肝硬化是慢性肝病纤维化的归宿，其病程之长，身体素质之差，脾胃功能之不足，已不待言，如企图短期内以活血化瘀，攻坚破积，岂有不产生恶果之理。其一，病变是长期的肝损害，不能寄希望破血药能起速效；其二，凡是活血化瘀，攻坚破积药均对肝脏有直接损害，如三棱、莪术、土鳖虫、水蛭等都是有毒之品，长期服用对肝脏本身损害很大，病情必须可酌用一二，否则不可轻用。

误区之四：中药西用，根据现在的所谓研究结果来使用中药，夸大了单味中药的治疗作用。如报道虎杖、白花蛇草、板蓝根、连翘等能抗乙肝病毒，于是就不加辨证地大量照搬，临床上常导致病情加重。"茵栀黄"、"苦参碱"等退黄的针剂用药，应只限于病毒性肝炎的急性期，病情表现为湿热较重且患者脾胃功能尚好的情况下使用才好，可是现在临床上治疗黄疸，也不管肝炎处于急性期还是慢性期，病属湿热还是寒湿，患者的脾胃是否虚弱，只要患者出现黄疸，就只管用"茵栀黄"来退黄，常常是黄疸久退不下，而患者病情反加重。又如降酶，国内杂志报道如龙胆草、五味子、虎杖、垂盆草、山豆根等均可降转氨酶，但临床有的有效，有的见反复，疗效不稳定，导致某某药降酶风行一时，日久又不时行。其主要原因是没有掌握好辨证论治、不区别证候的虚实、药性的寒热温凉，一味滥用某种降酶药，是取不到理想效果的，如"甘利欣"是现在临床上普遍使用的降酶药，但临床体会甘利欣降酶只有在肝炎的急性期或发病期，以炎症的免疫损伤比较突出，且转氨酶水平较高（一般在200U/L以上）的情况下疗效较好，很少有反跳的情况；反之，若病毒性肝炎的慢性期，或在免疫耐受阶段，此时往往表现出低水平转氨酶反复异常（一般转氨酶在200U/L以下徘徊）、长期不稳定，是患者气血不足、脾胃虚弱、正虚邪恋阶段，用甘利欣降酶，常常效果不好，且易出现反跳，有者甚至会愈降愈高。又如五味子类降酶药（"五酯胶囊"、"联苯双酯"等），对临床表现为气虚不足的肝炎转氨酶升高者疗效理想；而属湿热郁结者，使用五味子非但无效，多服久服还会助其湿热而贻误病情。

第三篇

病毒性肝炎中医药理学研究现状

一、扶正活血不同组方对肝纤维化大鼠肝组织病理学指标的影响

摘要 **目的**：观察扶正活血不同配伍组方对肝纤维化大鼠肝组织病理改善的影响。**方法**：SD 大鼠 90 只随机分成 6 组，采用 CCL_4 加橄榄油造模，扶正活血中药治疗组按其不同配伍组方分为 1 号方、2 号方、3 号方，并设阳性对照组、模型对照组和正常对照组，通过对各组动物灌服不同药物及生理盐水，观察其对大鼠肝组织病理学指标的影响。**结果**：扶正活血 1 号方和 2 号方对大鼠肝纤维化程度分级有很好的改善作用，与模型组比较（$P < 0.01$），与阳性对照组比较（$P < 0.05$，$P < 0.01$），而 3 号方改善作用不明显；对大鼠肝纤维化胶原沉积的改善，也以 1 号方和 2 号方作用明显，与模型组比（$P < 0.01$），与阳相对照组比（$P < 0.05$）；3 号方与模型组比较也有明显改善（$P < 0.01$），而阳性对照组比较无明显差异。**结论**：扶正活血组方不同配伍组方对肝组织病理学指标均有一定改善作用，而以 1 号方和 2 号方明显。

关键词：扶正活血不同组方，肝纤维化大鼠，肝组织病理学

Abstract：**Objective**：To investigate the effect of different Fuzhenghuoxue on improvement of pathology in rat of liver fibrosis. **Methods**：90 SD rats were randomized in six groups. Liver fibrosis was established by carbon tetrachloride（CCL_4）plus olive oil treatment. Therapeutic groups include No. 1 Fuzhenghuoxue，No. 2 Fuzhenghuoxue and No. 3 Fuzhenghuoxue，along with the positive control group，model control group and normal control group. improvement of pathology from the liver tissue were detected after the rat of liver fibrosis treated with different medicines and physiological saline. **Results**：Grading of liver fibrosis were significantly improvement in No. 1 and No. 2 Fuzhenghuoxue groups than model control （$P < 0.01$） and positive control groups （$P < 0.05$） while there was no obvious difference improvement in No. 3 Fuzhenghuoxue. Also, improvement of Collagen deposition were significantly in No. 1 and No. 2 Fuzhenghuoxue medicine groups than model control （$P < 0.01$） and positive control groups （$P < 0.05$、$P < 0.01$）; obvious improvement was observed between the No. 3 Fuzhenghuoxue medicine and model control groups （$P < 0.01$） while there was no obvious difference improvement than positive control groups in rat of liver fibrosis. **Conclusion**：different Fuzhenghuoxue medicines have the improvement effect on the Index of liver pathology, and No. 1 and No. 2 groups were obvious.

Keyword：Different Prescription of Fuzhenghuoxue, Rat of Liver fibrosis, Liver Pathology

1. 材料和方法

1.1 实验药品

中药：购置于广州中医药大学第一附属医院中药房，经广州中医药大学中药学院鉴定教研室鉴定为正品。

中药以"桃红活血汤"为基本方（赤芍、丹参、桃仁、红花），并结合 2006 年 8 月中国中西医结合学会肝病专业委员会《肝纤维化中西结合诊疗指南》临床肝硬化常见辨证分型，以肝郁脾虚、肝肾阴虚、脾肾阳虚三种分型为"扶正"组方，组成扶正活血共三个不同方剂（简称 1 号方、2 号方、3 号方）。

1 号方：（活血化瘀健脾益气）桃红活血汤加黄芪、党参、白术、炙甘草；

2 号方：（活血化瘀滋养肝肾）桃红活血汤加熟地、白芍、麦冬、枸杞子；

3 号方：（活血化瘀温补脾肾）桃红活血汤加附子、干姜、炙甘草、肉苁蓉、菟丝子。

药物制备：将扶正活血方原药浸泡 20min（水浸过药面 2cm）。武火煮沸后改用文火煎 30min，冷却 30min 后滤渣取汁。将滤渣如上法再煎煮 2 次取汁。将 3 次药汁混合，用文火适度，浓缩至浓度为 0.75kg/L，制成扶正活血方水煎剂，置冰箱 4℃备用。

西药：秋水仙碱（昆明制药集团有限公司），购于广州中医药大学一附院西药房。

秋水仙碱灌胃药液的制备：秋水仙碱，成人（60kg）的日用量为 1mg，大鼠的剂量为成人用量的 30 倍（即 0.25mg/kg）。使用时以蒸馏水调制药液成 0.025g/L。

1.2　实验动物分组与造模给药

SD 大鼠 90 只，体重 160～200g，雌雄各半，由广州中医药大学实验动物中心提供（合格证号 SCXK20080020）。

CCL_4 与橄榄油（购于广州光明化学试剂公司），两者以 4∶6（体积比）配成 40% 油剂，首剂按 0.5ml/100g 体重腹腔注射，以后按 0.3ml/100g 体重腹腔注射，2 次/周，第四周末，大鼠中期肝纤维化形成并开始治疗，治疗期间继续 CCL_4 腹腔注射，以维持病因刺激至第 12 周末。正常组腹腔注射生理盐水 0.2ml/kg。

90 只动物随机分为正常对照组、模型对照组、秋水仙碱阳性对照组、中药给药组（简称 1 号方、2 号方、3 号方），共 6 组，每组 15 只。于造模后第四周开始给药，正常对照组以生理盐水灌胃 2ml 2 次/天；阳性对照组给秋水仙碱按大鼠 0.1mg/kg 体重剂量灌胃给药；其余各组均按公斤体重 2ml 2 次/天给药。疗程 8 周。8 周后各组动物在戊巴比妥麻醉下腹主动脉采血测定肝纤维化等血清血指标，并将动物解剖，取肝组织，用 10% 甲醛固定，作病理观察及免疫组化检测。

1.3 检测方法

肝纤维化病理学诊断参照 2000 年全国肝炎防治会议制定的标准及有关资料。

HE 染色：染色结果肝细胞核呈蓝黑色，细胞质呈淡红色。

染色结果判定：肝组织 HE 染色后，在光镜下观察肝组织切片的病理变化，将肝组织纤维化分为 4 级：0 级无纤维化表现；1 级纤维结缔组织仅仅局限于汇管区或汇管区扩大，有向肝小叶发展的倾向；2 级纤维组织增生进入肝小叶 2/3 并有 1 级同样的改变；3 级纤维组织进入肝小叶中央周围；4 级纤维组织在肝小叶弥漫性增生，假小叶形成并有 3 级同样的改变。

Masson 三色染色：染色结果，胶原纤维呈蓝色，细胞核呈黑色，胞质呈深红色。

染色结果判定：Masson 染色片应用 CMIAS 系列 - 多功能真彩色病理图像分析系统测定胶原纤维面密度，做肝内胶原纤维半定量分析。每张切片随机选取 5 个视野，并要求每个视野包含 1 个汇管区加 1 个肝小叶或一条纤维间隔。统计场总面积 17800um^2，先对阳性目标进行颜色标定，再计算阳性目标面密度（阳性目标总面积/统计场总面积），然后取均值进行统计分析。

1.4 统计分析

运用 SPSS11.5 统计软件，等级资料采用秩和检验。

2. 结果（见表 4、表 5、图 1 ~ 4）

表 4 实验大鼠肝纤维化分级（$\bar{x} \pm s$）

分组	N	0 级	S_1	S_2	S_3	S_4
正常对照组	12	12	0	0	0	0
模型对照组	12	0	0	1	1	10
阳性药物组	12	0	4	4	2	2$^{\triangle\triangle}$

续表

分组	N	0级	S_1	S_2	S_3	S_4
1号方组	12	0	6	4	1	$1^{\triangle\triangle*}$
2号方组	12	0	9	1	2	$0^{\triangle\triangle**}$
3号方组	12	0	2	2	3	5

与模型组比△△$P<0.01$；与阳性组比※※$P<0.01$，与阳性组比※$P<0.05$。

表5　实验大鼠肝纤维化胶原沉积情况（%）

组别	N	胶原
正常对照组	12	0.32 ± 0.04
模型对照组	12	13.70 ± 1.13
阳性药物组	12	$10.11\pm1.03^{\triangle}$
1号方组	12	$8.02\pm0.81^{\triangle\triangle*}$
2号方组	12	$6.45\pm0.61^{\triangle\triangle*}$
3号方组	12	$8.00\pm0.92^{\triangle\triangle}$

与模型组比△$P<0.05$；与模型组比△△$P<0.01$；与阳性组比※$P<0.05$。

HE染色结果：正常组肝小叶结构完整，肝细胞索排列规则，小叶内汇管区无炎性细胞浸润，无纤维组织增生；模型组大鼠肝小叶被纤维间隔分割，形成大小不一的假小叶，纤维隔内有不同程度的炎症细胞浸润，肝细胞脂肪变性广泛而严重，同时伴有灶性坏死；不同扶正活血组及秋水仙碱组肝小叶结构破坏明显减轻，肝组织中有少量炎细胞浸润，肝细胞水肿、脂肪变性程度显著轻于模型组。纤维组织增生减少，以2号方组减轻最明显。3号方组病理改变与模型组基本无明显改善。

Masson染色结果：胶原纤维呈绿色，背景橘黄色，红细胞呈橘红或橘黄色。正常组：仅于汇管区、肝被膜及中央静脉周围见到很少量的纤维结缔组织；模型组：肝间质广泛纤维组织增生，将原有肝小叶分割包绕成大小不等的假小叶；扶正活血组组胶原纤维明显减少，纤维间隔窄而短，无假小叶形成，有相当例数已见不到纤维间隔。

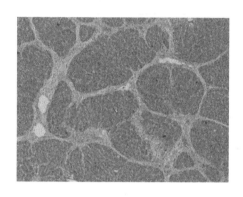

图 1　模型组 HE × 100

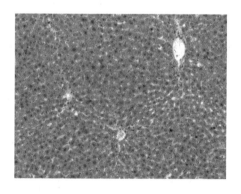

图 2　1 号方组 HE × 100

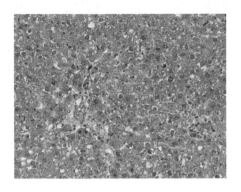

图3　2号方组 HE×200

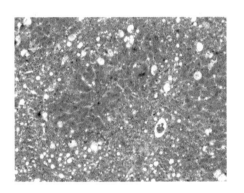

图4　3号方组 HE×200

3. 讨论

　　肝纤维化是指肝脏中的细胞外基质尤其是胶原的过量沉积，是许多慢性肝病发展为肝硬化的共同病理过程。抑制肝脏细胞外基质生成与沉积、促进其降解是抗纤维化治疗的重要对策[1,2]。中医药防治肝病的长期临床实践给抗肝纤维化的中药研究奠定了坚实的基础，有关抗肝纤维化研究的组方用药多以"扶正活血"或"扶正化瘀"入手[3]。本研究依据临床常见辨证分型，试图通过扶正活血不同配伍组方即活血化瘀健脾益气、活血化瘀滋养肝肾和活血化瘀温补脾肾，观察其对大鼠肝纤维化病理改善作用。结果显示：扶正活血1号方和2号方对大鼠肝纤维化程度分级有明显改善作用，与模型对照组和阳性对照组比较均有统计学意义（$P < 0.01$、$P < 0.05$）；扶正活血3号方与模型对照组无统计学差异。而对大鼠肝纤维化胶原沉积改善，与模型组比较，扶正活血各组方均有显著意义（$P < 0.01$）；其中1号方和2号方与阳性对照组比较也有统计学差异。提示扶正活血不同组方对大鼠肝纤维化肝组织确有明显改善作用。

参考文献

[1] FRIEDMAN SL. Molecular mechanisms of hepatic fibrosis and principles of therapy [J]. Gastroenterololgy, 1997, 32: 424 – 430.

[2] 刘成海. 肝纤维化的基础研究进展 [J]. 中西医结合杂志, 2006, 26 (1): 11.

[3] 杨永滨, 赵占学, 刘元昀, 等. 扶正活血清热方预防大鼠急性放射性肠炎机制分析 [J]. 中国实验方剂学杂志, 2014 (13): 172 – 175.

二、扶正活血不同组方对肝纤维化大鼠血清学指标及肝组织 Hyp 含量的影响

摘要 **目的**：观察扶正活血不同组方对肝纤维化大鼠四项血清指标及肝组织 Hyp 含量的影响。**方法**：SD 大鼠 90 只随机分成 6 组，采用 CCL_4 加橄榄油造模，扶正活血中药治疗组按其不同配伍组方分为 1 号方、2 号方、3 号方，并设阳性对照组、模型对照组和正常对照组，通过对各组动物灌服不同药物及生理盐水，分别检测其肝纤维化四项血清学指标和肝组织 Hyp 含量。**结果**：对血清学指标的影响，与模型对照组比较，扶正活血各方对四项血清指标均有显著差异（$P<0.01$、$P<0.05$），而尤以 1 号方和 2 号方差异显著；对 Hyp 含量的影响，1 号方和 2 号方与模型对照组比较有显著差异，而 3 号方差异不明显。**结论**：扶正活血不同组方对实验大鼠血清指标有明显改善作用；其中 1 号方和 2 号方对肝组织 Hyp 含量也有明显改善作用。提示，中医扶正活血立法组方有改善或治疗实验性肝纤维化作用。

关键词：扶正活血不同组方，肝纤维化大鼠，Hyp 含量，血清学指标

Abstract：**Objective**：To investigate the effect of different Fuzhenghuoxue on Four serum markers of liver fibrosis and Hyp content of liver tissue in rat of liver fibrosis. **Methods**：90 SD rats were randomized in six groups. Liver fibrosis was established by carbon tetrachloride（CCL_4）plus olive oil treatment. Therapeutic groups include No. 1 Fuzhenghuoxue，No. 2 Fuzhenghuoxue and No. 3 Fuzhenghuoxue，along with the positive control group，model control group and normal control group. Four serum markers of liver fibrosis and Hyp content of liver tissue from the liver tissue were detected after the rat of liver fibrosis treated with different medicines and physiological saline. **Results**: Four serum markers of liver fibrosis were significantly obvious in No. 1 and No. 2 Fuzhenghuoxue groups than model control ($P < 0.01$、$P < 0.05$); Also, Hyp content of liver tissue were significantly obvious in No. 1 and No. 2 Fuzhenghuoxue medicine groups than model control while there was no obvious difference improvement in No. 3. **Conclusion**: different Fuzhenghuoxue medicines have the improvement effect on the serum markers of liver fibrosis in rat of liver fibrosis. Also, Hyp content of liver tissue were significantly obvious in No. 1 and No. 2 Fuzhenghuoxue medicine groups。 Demonstration different Fuzhenghuoxue medicines are able to improve or cure the experimental liver fibrosis.

Keyword: different prescription of fuzhenghuoxue, rat of liver fibrosis, Hyp content, Serum markers

肝纤维化的防治是一个世界性难题，目前，现代药理学尚缺乏针对性较强的治疗药物，而肝纤维化的中医药防治研究是我国近年来中西医结合防治慢性肝病的一大热点。部分研究已逐步深入到从细胞、分子水平来探讨中医药抗肝纤维化的机制和复方机制。基于"正虚血瘀"是肝纤维化的基本病机，所以本研究拟从"扶正活血"立法，观察扶正活血不同组方对肝纤维化大鼠的作用机制。

1. 材料与方法

1.1 实验药品

中药：购置于广州中医药大学第一附属医院中药房，经广州中医药大学中药学院鉴定教研室鉴定为正品。

中药以"桃红活血汤"为基本方（赤芍、丹参、桃仁、红花），并结合 2006 年 8 月中国中西医结合学会肝病专业委员会《肝纤维化中西医结合诊疗指南》临床肝硬化常见辨证分型，以肝郁脾虚、肝肾阴虚、脾肾阳虚三种分型为"扶正"组方，组成扶正活血共三个不同方剂（简称 1 号方、2 号方、3 号方）。

1 号方：（活血化瘀健脾益气）桃红活血汤加黄芪、党参、白术、炙甘草；

2 号方：（活血化瘀滋养肝肾）桃红活血汤加熟地、白芍、麦冬、枸杞子；

3 号方：（活血化瘀温补脾肾）桃红活血汤加附子、干姜、炙甘草、肉苁蓉、菟丝子。

药物制备：将扶正活血方原药浸泡 20min（水浸过药面 2cm）。武火煮沸后改用文火煎 30min，冷却 30min 后滤渣取汁。将滤渣如上法再煎煮 2 次取汁。将 3 次药汁混合，用文火适度，浓缩至浓度为 0.75kg/L，制成扶正活血方水煎剂，置冰箱 4℃备用。

西药：秋水仙碱（昆明制药集团有限公司），购于广州中医药大学一附院西药房。

秋水仙碱灌胃药液的制备：秋水仙碱，成人（60kg）的日用量为 1mg，大鼠的剂量为成人用量的 30 倍（即 0.25mg/kg）。使用时以蒸馏水调制药液成 0.025g/L。

1.2 实验动物分组与造模给药

SD 大鼠 90 只，体重 160~200g，雌雄各半，由广州中医药大学实验动物中心提供（合格证号 SCXK20080020）。

CCL_4 与橄榄油（购于广州光明化学试剂公司），两者以 4∶6（体积比）配成 40% 油剂，首剂按 0.5ml/100g 体重腹腔注射，以后按 0.3ml/100g 体重腹腔注射，2 次/周，第四周末，大鼠中期肝纤维化形成并开始治疗，治疗期间继续 CCL_4 腹腔注射，以维持病因刺激至第 12 周末。正常组腹腔注射生理盐水 0.2ml/kg。

90 只动物随机分为正常对照组、模型对照组、秋水仙碱阳性对照组、中药给药组（简称1号方、2号方、3号方），共6组，每组15只。于造模后第四周开始给药，正常对照组以生理盐水灌胃2ml 2次/天；阳性对照组给秋水仙碱按大鼠0.1mg/kg体重剂量灌胃给药；其余各组均按公斤体重2ml 2次/天给药。疗程8周。8周后各组动物在戊巴比妥麻醉下腹主动脉采血测定肝纤维化等血清血指标，并将动物解剖，取肝组织做羟脯氨酸含量观察。

1.3　检测方法

肝纤维化血清学指标采用放免法检测：测量仪器为上海日环仪器一厂SN-695B型放免测量仪，LN、HA、PⅢP、Ⅳ-C试剂盒（批号：20090825）由北京科美东雅生物技术有限公司提供。肝组织羟脯氨酸含量检测过程如下：

检测方法：取肝右叶同一部位部分新鲜肝组织检测轻脯氨酸含量。

样本前处理：称取0.4g肝组织加入生理盐水在冰水中匀浆。匀浆后以3500转/分钟离心10min，取上清0.05ml加0.2ml生理盐水稀释为2%组织匀浆进行检测。消化：分别设空白管、标准管、测定管进行消化，加入消化液混匀37℃水浴1h。

蛋白含量测定：空白管、标准管、测定管各管加入CBBG25。显色剂3ml混匀，静置10min，于595nm处，光径1cm，空白管调零，测各管吸光度。

蛋白含量(g/L) = （测定管吸光度÷标准管吸光度）×标准管浓度(g/L)

肝羟脯氨酸测定：空白管、标准管、测定管各管加入试剂一混匀，室温静置10min；加入试剂二混匀，室温静置5min；加入试剂三混匀，60℃水浴，流水冷却后，3500r/min离心10min，取上清在550mn处，1cm光径，蒸馏水调零，测各管吸光度。

肝组织羟脯氨酸含量(ug/mgprot) = （测定管吸光度-空白管吸光度)/(标准管吸光度-空白管吸光度)×标准管浓度(2ug/ml)÷

蛋白含量(mgprot/ml)

1.4 统计学处理

实验以 $\bar{x} \pm s$ 表示，采用 SPSS11.5 软件包，各组间比较采用单因素方差分析，记数单位采用秩和检验，$P < 0.05$ 有统计学意义。

2. 结果（见表6、表7）

表6 实验大鼠肝纤维化血清学指标（$\bar{x} \pm s$）

分组	N	LN (ng/ml)	HA (ng/ml)	PⅢP (ng/ml)	IV – C (ng/ml)
正常对照组	12	43.27 ± 3.14	204.52 ± 41.16	7.93 ± 1.56	22.41 ± 3.53
模型对照组	12	53.31 ± 4.35	432.12 ± 54.82	12.19 ± 2.34	37.11 ± 4.38
阳性对照组	12	47.52 ± 3.69△	346.53 ± 42.17△△	9.46 ± 2.67△	28.64 ± 2.76△
1 号组	12	44.17 ± 3.75△△	298.54 ± 36.79△△※	7.45 ± 1.89△△※	29.87 ± 7.63△
2 号组	12	46.52 ± 6.78△	378.64 ± 43.62△△	9.67 ± 2.16△	27.39 ± 5.58△△
3 号组	12	50.78 ± 8.44	418.56 ± 49.78△	11.34 ± 3.25	35.56 ± 6.42△

与模型组比△$P < 0.05$；△△$P < 0.01$。与阳性对照组比※$P < 0.05$。

表7 各组实验大鼠肝组织 Hyp 含量的情况（x̄ ± s）

组 别	N	阳性目标密度（μm/μm）	羟脯氨酸含量（μg/mg）
正常对照组	12	0.0213 ± 0.0101	0.4530 ± 0.1323
模型对照组	12	0.0843 ± 0.0167	1.0878 ± 0.1344
阳性药物组	12	0.0343 ± 0.0157△	0.5134 ± 0.1231△
1号方组	12	0.0487 ± 0.0126△	0.6324 ± 0.1266△
2号方组	12	0.0456 ± 0.0168△	0.6792 ± 0.1257△
3号方组	12	0.0765 ± 0.0194	0.973 ± 0.1693

与模型组比△$P < 0.05$。

3. 讨论

有研究报道，在肝细胞外基质成分中，Ⅲ型前胶原主要由肝星状细胞合成，并释放于细胞外，成为肝细胞外基质的主要成分。因此，测定血清中的Ⅲ型前胶原合成可反映肝纤维化的程度[1]。Ⅳ型胶原是由内皮细胞合成的，是构成基膜的主要结构成分，正常肝小叶的Ⅳ型胶原含量极微，而在肝纤维化早期即可见其增生。最后与持续沉积的粘连蛋白形成完整的基膜，即所谓"肝窦毛细血管化"特征性表现，所以认为该指标是反映肝炎纤维化程度最有价值的指标[2]。血清透明质酸是结缔组织的主要成分，在肝纤维化增生时合成增加，认为透明质酸既是反映肝纤维化的敏感指标，也能反映肝功能损害的严重性[3]。层粘连蛋白是一种细胞外基质非胶原糖蛋白，正常肝组织含量很少，肝纤维化进展过程中，它可以与其他细胞外基质中成分交联，形成基膜样结构，使肝窦毛细血管化，故此指标可反映肝窦毛细血管化和汇管区纤维化[4]。

羟脯氨酸（Hyp）是一种非必须氨基酸胶原蛋白的主要成分之一，Hyp 在胶原组织中含量丰富，其含量的测定已成为衡量机体胶原组织代谢的重要指标[5,6]。测定肝水解后 Hyp 含量可显示胶原蛋白在肝脏中的含量；另一方面，由于胶原蛋白广泛地存在于全身各器官中，所以直接测定肝组织 Hyp 含量可直接反映肝纤维化的程度。

本研究结果显示，扶正活血各药物组对实验性大鼠 LN、HA、PⅢP、IVC 均有显著抑制作用，与模型组比较，有显著差异（$P < 0.05$，$P < 0.01$）。其中 1 号方组与阳性对照组比较，也有显著性差异（$P < 0.05$）。说明扶正活血不同组方对细胞外基质成分有明显抑制作用。

而对羟脯氨酸含量的影响，造模后大鼠肝组织 Hyp 的含量明显升高，和正常组大鼠比较有明显差异（$P < 0.01$），而经扶正活血方给药后，其中 1 号方组和 2 号方组的 Hyp 都明显下降，与模型组比有显著差异（$P < 0.05$），而 3 号方组无显著差别。提示：扶正活血不同组方可能通过对血清学指标和肝组织 Hyp 的影响，实现抗肝纤维化的目的，药物作用以 1 号方和 2 号方较为明显，3 号方较弱。

参考文献

[1] 何云，王建宾，王宇明. 肝纤维化程度诊断方法［J］. 成都军区医院学报，2002，4（3）：35 - 37.

[2] 董永杰，彭彦辉，赵晓云，等. 肝纤维化血清学诊断方法的研究进展［J］. 医学综述，2007，13（22）：1743 - 1745.

[3] 蔡卫民，陶君，翁红雷，等. 血清纤维化指标的影响因素分析［J］. 中华肝病杂志，2003，11（1）：23 - 25.

[4] 高峰，孔宪涛，谢映华，等. 层黏蛋白与肝硬化的动物实验研究［J］. 临床肝胆病杂志，1995，11（1）：34 - 36.

[5] KODA M, MURAWAKI Y, HIRAYAMA C. Free and small peptide bound hydroxy proline synthesis in rat liver in vitro in CCL₄ induced hepatic fibrosis. Biochemical and Biophysical Research Communication. 1988, 151（3）：1128 - 1135.

［6］OKUNO H，HAZAMA H，MURASE T，et al. Drug meabolixing activitiy in rats with chronic liver injury induced by carbontetracholride：relationship with the content of hydroxyproline in the liver. Japanese Journal of Pharmacology. 1986，41（3）：363 – 371.

三、扶正活血不同组方大鼠含药血清对 HSC – T6 增殖的影响

摘要：目的：观察不同扶正活血组方大鼠的含药血清对肝星状细胞增殖的影响。**方法：**将 SD 大鼠随机分为正常血清对照组（简称正常组）、秋水仙碱对照组（简称阳性组）、扶正活血组（1 号、2 号、3 号组）共 5 组，每组 6 只，HSC – T6 细胞复苏后常规培养，采用 MTT 法观察药物对 HSC – T6 细胞增殖的影响。**结果：**与正常对照组比较，扶正活血各方组大鼠高浓度含药血清对 HSC – T6 增殖抑制率具有明显抑制作用（$P < 0.01$）。**结论：**扶正活血不同组方大鼠含药血清对 HSC 增殖均有不同程度的抑制作用。

关键词：扶正活血，大鼠含药血清，肝星状细胞，增殖抑制率

Abstract：Objective：To investigate the effect of different Fuzhenghuoxue Contained serum on HSC – T6 cells proliferation in rat of liver fibrosis. **Methods：**30 SD rats were randomized in five groups. Therapeutic groups include No. 1 Fuzhenghuoxue, No. 2 Fuzhenghuoxue and No. 3 Fuzhenghuoxue along with the positive control group (Colchicine control group) and normal Serum control group. HSC – T6 cells were cultured after recovery, the effect of drugs on HSC – T6 cell proliferation were Observed by MTT. **Results：**Different Fuzhenghuoxue high–dose contained serum groups have the significantly inhibitive effect on HSC – T6 proliferation rate than normal serum control group ($P < 0.01$). **Conclusion：**different Fuzhenghuoxue contained serum has inhibitive effect on HSC – T6 proliferation.

Keywords：Fuzhenghuoxue，Herb Contained serum，HSC，Inhibit proliferation

1. 材料和方法

1.1 实验药品

中药：购置于广州中医药大学第一附属医院中药房，经广州中医药大学中药学院鉴定教研室鉴定。

中药以"桃红活血汤"为基本方（赤芍、丹参、桃仁、红花），并结合 2006 年 8 月中国中西医结合学会肝病专业委员会《肝纤维化中西结合诊疗指南》临床肝硬化常见辨证分型，以肝郁脾虚、肝肾阴虚、脾肾阳虚三种分型为"扶正"组方，组成扶正活血共三个不同方剂（简称 1 号方、2 号方、3 号方）。

1 号方：（活血化瘀健脾益气）桃红活血汤加黄芪、党参、白术、炙甘草；

2 号方：（活血化瘀滋养肝肾）桃红活血汤加熟地、白芍、麦冬、枸杞子；

3 号方：（活血化瘀温补脾肾）桃红活血汤加附子、干姜、炙甘草、肉苁蓉、菟丝子。

药物制备：将扶正活血方原药浸泡 20min（水浸过药面 2cm），武火煮沸后改用文火煎 30min，冷却 30min 后滤渣取汁，将滤渣如上法再煎煮 2 次取汁。将 2 次药汁混合，用文火适度，浓缩至 120ml，浓度为 0.75kg/L，制成扶正活血方大剂量水煎剂，置冰箱 4℃备用。

西药：秋水仙碱（昆明制药集团有限公司），购于广州中医药大学一附院西药房。

秋水仙碱灌胃药液的制备：秋水仙碱，成人（60kg）的日用量为 1mg，大鼠的剂量为成人用量的 30 倍（即 0.25mg/kg），使用时以蒸馏水调制药液成 0.025g/L。

1.2　实验动物及试剂

SD 大鼠购自广州中医药大学实验动物中心；

HSC – T6 细胞由广州中医药大学热带病研究所提供；

RPMI1640 培养基，美国 GIBCO 公司；

注射用青霉素钠、注射用硫酸链霉素，哈药集团制药总厂；

小牛血清，杭州四季青生物工程材料有限公司；

Trypsin 1：250 （胰蛋白酶），美国 Difco 公司；

EDTA，美国 GIBCO 公司；

PI，美国 SIGMA 公司；

RNase，美国 SIGMA 公司；

MTT，美国 SIGMA 公司。

1.3　含药血清动物分组及标本采集

将 SD 大鼠随机分为正常血清对照组（简称正常组）、秋水仙碱对照组（简称阳性组）、扶正活血组（1 号、2 号、3 号组）共 5 组，每组 6 只。

以上各组均以相应的药物灌胃（正常血清对照组以生理盐水灌胃），灌胃量均为 1ml/100g 体质量。每天灌胃 2 次，间隔 12h，连续给药 3 天。

末次给药后 1h 采血（灌药前禁食不禁水 12h），10g/L 戊巴比妥钠（0.35ml/100g）腹腔麻醉，腹主动脉采血，室温下静置 4h，3000r/min 离心 15min，分离血清，同组血清相混，将各组血清用 56℃水浴灭活 30min，以除去可能存在的生物活性物质，再用 0.22pm 的微孔滤膜过滤除菌，置 –20℃ 冰箱保存备用。

1.4　HSC – T16 细胞分组及各组工作液的配制

将对数分裂期的 HSC – T6 细胞接种入培养板后，以孔为单位，先按以上大鼠血清分组，每大组又按工作液中的含药血清浓度（50、100、200ml/L 的含药血清分为 3 个小组，每小组设 5

个复孔。

低浓度小组（含 50ml/L 正常大鼠血清）：10μl 正常大鼠血清 +190μl DMEM；

中浓度小组（含 100ml/L 正常大鼠血清）：20μl 正常大鼠血清 +180μl DMEM；

高浓度小组（含 200ml/L 大鼠血清）：40μl 正常大鼠血清 +160μl DMEM。

1.5　MTT 比色法检测肝纤维化 HSC-T6 增殖

取对数生长期的 HSC-T6 细胞，在 96 孔板中培养 12h，加入不同浓度的扶正活血方含药血清，培养 48h，MTT 法测定细胞增殖抑制率。

（1）待 HSC-T6 细胞生长融合成单层后，用 2.5g/L 胰蛋白酶消化，并接种至无菌 96 孔板内，细胞接种密度约为每升 5×10⁶ 个，每孔加入细胞悬液 200μl，继续培养。

（2）在 37℃、50ml/L CO$_2$ 培养箱中培养 24h 后，加入无血清 DMEM 培养液（每孔 200μl）培养 24h，使细胞同步化于静止期。

（3）弃上清，各孔按实验分组要求加入相应的工作液，移入细胞培养箱继续培养 48h。

（4）48h 后取出培养板，每孔加入 MTT 溶液 20μl，37℃、继续培养 4h 后，小心吸去上清，每孔加入 DMSO200μl，室温下，用微型超声振荡器混匀。

1.6　结果判定

用酶标仪（波长为 570nm，参比波长为 450nm）测定每组细胞 A 值，重复 3 次。

按以下公式计算细胞抑制率：抑制率 =（1-实验组平均 A 值/对照组平均 A 值）×100%。

1.7 实验数据统计分析

实验数据以 x̄±s 表示，采用 SPSS13.0 软件，利用 ANOVA 检验和 Dunnett's 检验进行统计学处理，$P < 0.05$ 有统计学意义。

2. 结果（见表8、图5）

表8 各组高浓度含药血清对 HSC‑T6 增殖抑制率（x̄±s）

分组	OD 值（570nm）	抑制率（%）
正常对照组	0.98±0.19	0
秋水仙碱组	0.46±0.05△△	49
1号方组	0.32±0.07△△	67
2号方组	0.44±0.05△△	49
3号方组	0.64±0.13△△	30

注：与正常组比较△△$P < 0.01$。

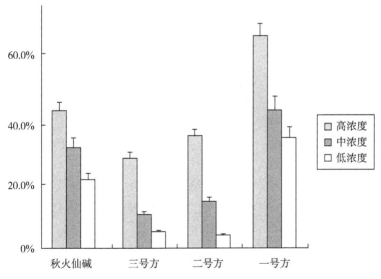

图5 各组对 HSC‑T6 增殖抑制图

实验结果显示，各组含药血清低浓度小组和中浓度小组，对 HSC‑T6 细胞增殖抑制率很低，只在其高浓度时显示有不同程度的抑制效果。和正常对照组比较,扶正活血各组方动物含药血清对 HSC - T6 细胞增殖抑制率均有显著性意义($P < 0.01$)。而和阳性药物组比较则无显著性差异。

3. 讨论

HSC 是用 SV - 60 转染原代培养 15 天的大鼠 HSC 建立起来的,它保留了所有激活 HSC 的特点,可以表达结蛋白、α - 平滑肌肌动蛋白和胶原纤维酸性蛋白,至少传 40 代仍能保持稳定的表型[1]。对目前应用的 HSC - T6 进行的多项研究证明,它与原代培养的 HSC 生物性状基本一致,其增殖能力较强,进入对数生长时间较早,且对数生长期持续时间较长,易于培养和维持,具有很高的稳定性,是一个良好的进行药理学细胞水平研究的模型[2,3]。活化 HSC 数量的增加是肝纤维化形成的中心环节,而近年来研究证实[4],中医扶正活血治则均有抑制 HSC 增殖的作用。本研究结果显示,扶正活血不同组方的含药血清对 HSC 的增殖有明显抑制作用。

参考文献

[1] NITEO N, FRIDEMAN SL, GREENWEL P, et al. Cyp21 mediated oxidative stress induces collaten type 1 expression in rat hepatic stellate cells [J]. Hepatology, 1999, 30 (4): 987 - 996.

[2] ANKOMASEY V, WANG Y, DAI Z, Hypoxic stimulation of vascular endothelial growth factor expression in activated rat hepatic stellate cells [J]. Hepatology, 2000, 31 (1): 141 - 148.

[3] COATS S, FLANAGAN WM, NOURSE J, et al. Equirement of p27 Kipl for restriction point control of the fibroblast cell cycle [J]. Science, 1996, 272 (5263): 877 - 880.

[4] 蔡锐, 伍参荣, 胡海平, 等. 桃红四物汤加丹参对肝星状细胞增殖和凋亡的影响 [J]. 湖南中医学院学报, 2005, 25 (6): 22 - 24.

四、扶正活血不同组方对肝纤维化大鼠 $TGF\beta_1$ 和 TIMP-1 表达的影响

摘要　**目的**：观察扶正活血不同组方对肝纤维化大鼠 $TGF\beta_1$ 和 TIMP-1 表达水平的影响；**方法**：SD 大鼠 90 只随机分为 6 组，采用 CCL_4 加橄榄油造模，治疗组分为扶正活血 1 号方、2 号方、3 号方，并设阳性对照组、模型对照组和正常对照组，通过对各组动物灌服不同药物及生理盐水，分别检测大鼠血清和肝组织 $TGF\beta_1$、TIMP-1 的表达水平；**结果**：扶正活血不同组方对大鼠肝组织与血清中 $TGF\beta_1$ 和 TIMP-1 表达水平明显低于模型组（$P < 0.01$）和阳性对照组（$P < 0.01$、$P < 0.05$），而 1 号方和 2 号方的改善作用较 3 号方明显；**结论**：扶正活血不同组方均能有效抑制 $TGF\beta_1$、TIMP-1 的表达，从而减少或降低肝纤维化的发生。

关键词：扶正活血组方，$TGF\beta_1$，TIMP-1，肝纤维化大鼠

Abstract：**Objective**：To investigate the effect of different Fuzhenghuoxue on the expression of $TGF\beta_1$ and TIMP-1 in rat of liver fibrosis. **Methods**：90 SD rats were randomized in six groups. Liver fibrosis was established by carbon tetrachloride （CCL_4） plus olive oil treatment. Therapeutic groups include No. 1 Fuzhenghuoxue，No. 2 Fuzhenghuoxue and No. 3 Fuzhenghuoxue，along with the positive control group，model control group and normal control group. The expression levels of $TGF\beta_1$ and TIMP-1 from the serum and liver tissue were detected after the rat of liver fibrosis treated with different medicines and physiological saline. **Results**：the expression levels of $TGF\beta_1$ and TIMP-1 from the serum and liver tissue were significantly lower in the groups treated with different Fuzhenghuoxue medicines than model control group ($P < 0.01$) and positive control groups ($P < 0.01$、$P < 0.05$). The expression levels of TGFβ_1 and TIMP -1 in No. 1 and No. 2 Fuzhenghuoxue groups were even lower than that in No. 3 Fuzhenghuoxue group. **Conclusion**：different Fuzhenghuoxue medicines have the inhibitory effect on the expression of TGFβ_1 and TIMP -1, and thus are able to decrease the occurrence rate of liver fibrosis.

Keyword：Prescription of Fuzhenghuoxue, TGFβ_1, TIMP -1, Rat of Liver Fibrosis

中医药对肝纤维化与肝硬化具有治疗学优势，基于"正虚血瘀"是肝纤维化的基本病机，所以有关肝纤维化复方研究多从扶正活血立法组方，本研究依据有关文献[1,2]通过扶正活血不同配伍组方对肝纤维化大鼠相关指标的影响，探讨其对肝纤维化的作用机制及疗效差异。

1. 材料与方法

1.1　实验药品

中药：购置于广州中医药大学第一附属医院中药房，经广州中医药大学中药学院鉴定教研室鉴定为正品。

中药以"桃红活血汤"为基本方（赤芍、丹参、桃仁、红花），并结合 2006 年 8 月中国中西医结合学会肝病专业委员会《肝纤维化中西结合诊疗指南》临床肝硬化常见辨证分型，以肝郁脾虚、肝肾阴虚、脾肾阳虚三种分型为"扶正"组方，组成扶正活血共三个不同方剂（简称 1 号方、2 号方、3 号方）。

1 号方：（活血化瘀健脾益气）桃红活血汤加黄芪、党参、白术、炙甘草；

2 号方：（活血化瘀滋养肝肾）桃红活血汤加熟地、白芍、麦冬、枸杞子；

3 号方：（活血化瘀温补脾肾）桃红活血汤加附子、干姜、炙甘草、肉苁蓉、菟丝子。

药物制备：将扶正活血方原药浸泡 20min（水浸过药面 2cm）。武火煮沸后改用文火煎 30min，冷却 30min 后滤渣取汁。将滤渣如上法再煎煮 2 次取汁。将 3 次药汁混合，用文火适度，浓缩至浓度为 0.75kg/L，制成扶正活血方水煎剂，置冰箱 4℃备用。

西药：秋水仙碱（昆明制药集团有限公司），购于广州中医药大学一附院西药房。

秋水仙碱灌胃药液的制备：秋水仙碱，成人（60kg）的日用量为 1mg，大鼠的剂量为成人用量的 30 倍（即 0.25mg/kg）。使用时以蒸馏水调制药液成 0.025g/L。

1.2　实验动物分组与造模给药

SD 大鼠 90 只，体重 160~200g，雌雄各半，由广州中医药大学实验动物中心提供（合格证号 SCXK20080020）。

CCl_4 与橄榄油（购于广州光明化学试剂公司），两者以 4:6（体积比）配成 40% 油剂，首剂按 0.5ml/100g 体重腹腔注射，以后按 0.3ml/100g 体重腹腔注射，2 次/周，第四周末，大鼠中期肝纤维化形成并开始治疗，治疗期间继续 CCl_4 腹腔注射，以维持病因刺激至第 12 周末。正常组腹腔注射生理盐水 0.2ml/kg。

90 只动物随机分为正常对照组、模型组、秋水仙碱阳性对照组、中药给药组（简称 1 号方、2 号方、3 号方），共 6 组，每组 15 只。于造模后第四周开始给药，正常对照组以生理盐水灌胃 2ml 2 次/天；阳性对照组给秋水仙碱按大鼠 0.1mg/kg 体重剂量灌胃给药；其余各组均按公斤体重 2ml 2 次/天给药。疗程 8 周。8 周后各组动物在戊巴比妥麻醉下腹主动脉采血测定肝纤维化等血清血指标，并将动物解剖，取肝组织，用 10% 甲醛固定，做病理观察及免疫组化检测。

1.3　检测方法

用 ELISA 法测定血清 $TGF\beta_1$ 和 $TIMP-1$，其试剂盒由上海森雄科技实业有限公司（批号 0803051；0803062）提供，操作方法按试剂盒说明书。肝组织免疫组化法测定 $TGF\beta_1$ 和 $TIMP-1$，其试剂盒由武汉博士德生物公司（批号 080322）提供，按说明书操作步骤进行免疫组化，采用图像分析系统分别计算相同视野下 $TGF\beta_1$ 和 $TIMP-1$ 染色阳性细胞数。

1.4　统计学方法

各实验组在造模结束后，有 18 只大鼠死亡，每组选 12 只大鼠统计结果。采用 SPSS13.0 软件，计数资料以 $\bar{x} \pm s$ 表示，采用方差分析，计量资料组向比较采用秩和检验。

2. 结果（见表9，表10）

表9　各组实验动物肝血清 $TGF\beta_1$ 和 $TIMP-1$ 含量（$\bar{x} \pm s$）

组　别	N	$TGF\beta_1$（pg/ml）	$TIMP-1$（ng/ml）
正常对照组	12	11.81 ± 24.44	244.51 ± 18.13
模型组	12	99.07 ± 46.43	298.18 ± 7.56
阳性药物组	12	$72.42 \pm 21.59^{\triangle\triangle}$	$271.13 \pm 15.31^{\triangle}$
1号方组	12	$15.42 \pm 22.48^{\triangle\triangle※※}$	$245.11 \pm 13.18^{\triangle\triangle※}$
2号方组	12	$12.12 \pm 22.14^{\triangle\triangle※※}$	$244.56 \pm 12.81^{\triangle\triangle※}$
3号方组	12	$66.13 \pm 35.41^{\triangle\triangle}$	$251.22 \pm 6.11^{\triangle\triangle※}$

与模型组比 $\triangle P < 0.05$；与模型组比 $\triangle\triangle P < 0.01$。与阳性组比 $※ P < 0.05$；与阳性组比 $※※ P < 0.01$。

表10　各组实验动物肝组织 $TGF\beta_1$ 和 $TIMP-1$ 含量（$\bar{x} \pm s$）

组　别	N	$TGF\beta_1$	$TIMP-1$
正常对照组	12	1.40 ± 0.14	1.02 ± 0.09
模型组	12	15.52 ± 0.62	14.62 ± 0.15

续表

组 别	N	TGFβ₁	TIMP-1
阳性药物组	12	$11.97 \pm 0.33^{\triangle\triangle}$	$11.13 \pm 0.35^{\triangle\triangle\triangle}$
1号方组	12	$8.88 \pm 0.45^{\triangle\triangle *\!*}$	$8.08 \pm 0.22^{\triangle\triangle *\!*}$
2号方组	12	$8.13 \pm 0.33^{\triangle\triangle *\!*}$	$7.14 \pm 0.41^{\triangle\triangle *\!*}$
3号方组	12	$10.21 \pm 0.35^{\triangle\triangle}$	$11.20 \pm 0.25^{\triangle\triangle}$

与模型组比$\triangle\triangle P < 0.01$；与阳性组比$*\!* P < 0.01$。

3. 讨论

肝星状细胞（HSC）的激活，进一步导致细胞外基质（ECM）的沉积是肝纤维化发生的关键[3,4]。ECM的降解在肝内主要依赖（MMP），而基质金属蛋白酶组织抑制因子（TIMP）通过抑制MMP活性、阻断ECM的降解而导致肝纤维化[5]。而转化生长因子（TGFβ₁）则可激活HSC转化成为纤维母细胞，从而使细胞外基质大量产生致肝纤维化产生[6]。此外TGFβ₁还通过抑制细胞外基质降解、抑制肝细胞再生等途径促进肝纤维化进程[7]。因此，肝纤维化的发生发展与TGFβ₁及TIMP-1的表达上调关系密切。本研究结果显示，模型组动物血清和肝组织中的TGFβ₁、TIMP-1，与正常组相比明显升高，表明二者是与肝纤维化程度呈正相关的两个因子。而扶正活血各不同方组动物肝组织与血清中的TGFβ₁、TIMP-1，较模型组明显下降（$P < 0.01$）；其中1号方和2号方组，其血清与肝组织中TGFβ₁、TIMP-1表达水平均较对照组也明显下降。

提示扶正活血各组方可能通过下调TGFβ₁、TIMP-1的表达，实现抑制肝纤维化的目的。

参考文献

[1] 刘成海, 刘平, 胡义扬, 等. 中医药抗肝纤维化临床与基础研究进展

[J]．世界科学技术 - 中医药现代化，2007，9（2）：112 - 119.

[2] 中华医学会．病毒性肝炎［M]//中华医学会．临床诊疗指南：传染病分册．北京：人民卫生出版社，2006. 1 - 16.

[3] 戴希真．酒精性肝损伤［J］．中华消化杂志，1993，1（2）：125.

[4] 林羡屏，王小众．肝纤维化相关因子及其作用［J］．世界华人消化杂志，2006，11（11）：1037 - 1043.

[5] 王宝恩，张定风．现代肝脏病学［M］．北京：科学出版社，2003：513.

[6] GRESSNER AM，WEISKIRCHEN R. Modern pathogenetic concepts of liver fibrosis suggest stellate cells and TGF - 13 as major players and therapeutic targets ［J］. Journal of Cellular and Molecular Medicine. 2006，10（1）：76 - 90.

[7] 王北婴，李仪奎．中药新药研制开发技术与方法［M］．上海：上海科学技术出版社，2001，542 - 543.

五、加味小柴胡汤对 HBV - YMDD 变异率影响的临床研究

摘要　目的：探讨加味小柴胡汤对 HBV - YMDD 变异的影响。**方法**：120 例病例随机分成 2 组，治疗组以加味小柴胡汤加拉米夫定，对照组单用拉米夫定治疗，分别观察其对乙肝病毒标志物的变化、肝功能和其对 HBV - YMDD 变异率的影响，观察期为 1 年。**结果**：在对 HBeAg 转阴、抗 - HBe 血清转换和 HBV DNA 转阴方面，治疗组和对照组比较（$P < 0.05$）；在对 HBV - YMDD 变异率的影响，在治疗后的第 6 个月和第 12 个月，治疗组与对照组比较，均有统计学意义（$P < 0.05$、$P < 0.05$），在对肝功能恢复方面，治疗组和对照组也有统计学意义（$P < 0.05$）。**结论**：加味小柴胡汤具有一定的抗 HBV 作用、并可帮助降低 HBV - YMDD 的变异率。

关键词：加味小柴胡汤，HBV - YMDD 变异，临床研究

Abstract：Objective：To investigate the effect of Modified Xiao Chai Hu Tang on YMDD variation of HBV. **Methods：**120 patients with chronic hepatitis B were divided randomly into two groups：control group include oral administration lamivudine and Therapeutic groups include oral administration lamivudine and Chinese herb of Modified Xiao Chai Hu Tang. The course treatment of two groups was 48 weeks. Liver function、HBV DNA and variation of YMDD were observed after 48 weeks. **Results：**Serum HBeAg、Liver function 、conversion ratio of anti - HBe and the positive rate of in HBV DNA in therapy group were significantly different than control group（$P < 0.05$）. YMDD motif mutation in therapy group were lower than control group after 24 weeks and 48 weeks（$P < 0.05$、$P < 0.05$）.

Conclusion: It is indicated that Chinese herb of Modified Xiao Chai Hu Tang can reduce the variation of YMDD and has inhibited on HBV DNA with chronic hepatitis B.

Key words: Modified Xiao Chai Hu Tang, Variation of YM-DD, Clinical research

在中国和日本，小柴胡汤被广泛地用来治疗病毒性肝炎，并认为其抗乙肝病毒机制是小柴胡汤成分中含有提高机体免疫功能的物质、通过提高机体免疫功能达到抗病毒目的[1]。我们在前期工作基础上[2]，进一步就加味小柴胡汤对 HBV - YMDD 变异的影响进行了临床观察。

1. 临床资料

1.1 病例来源

本组病例均来源于青岛市传染病医院 2008 年 3 月~2009 年 8 月的住院及门诊患者。西医诊断标准按照 2000 年 9 月西安第十次全国病毒性肝炎及肝病学术会议讨论修订的病毒性肝炎防治方案[3]；中医辨证标准根据 1991 年 12 月中华全国中医学会内科肝病专业委员会天津会议[4]。

1.2 纳入标准及分组

临床诊断和病原学诊断符合慢性乙型肝炎，拉米夫定入选病例标准按照 2000 年拉米夫定临床应用指导意见，即血清 HBsAg 和 HBeAg 阳性持续 6 个月以上；血清 HBV DNA 阳性（斑点杂交法）；前 3 个月血清 ALT 在正常值上限 10 倍以下；无严重并发症；排除合并重要器官疾病及妊娠患者，共 120 例。随机分成 2 组，即治疗组（小柴胡汤联合拉米夫定组）59 例和西药拉米夫定对照组 61 例，2 组病例在年龄、入院日期、病情程度等方面应尽量接近，使具可比性。

1.3 治疗方法

2组病例均常规给予谷胱甘肽、凯西莱、复合氨基酸、甘利欣等一般性保肝降酶药物。治疗组给予加味小柴胡汤水煎剂（柴胡15g，黄芩9g，半夏9g，生姜9g，炙甘草9g，大枣12g，党参15g，黄芪15g，虎杖15g），1剂/日（加水500ml，煎成150ml，复渣，分2次服）加拉米夫定100mg，每日口服；对照组给予拉米夫定（中国苏州葛兰素史克有限公司，批号：07030003）100mg，每日口服。以上除危重患者需临时加用一般支持疗法外，不另行给药。观察期为1年。

1.4 观察指标

（1）乙肝病毒标志物 HBsAg、HBeAg、HBeAb、HBV DNA。

（2）HBV 的 YMDD 变异。

（3）肝功能测定 ALT、TBil、ALB、GLB 等。

1.5 统计方法

采用 SPSS12.0 统计分析软件包进行处理，显著性水准 $P < 0.05$，显著性检验选用 t 检验和卡方检验。

2. 结果分析

2.1 各组对乙肝病毒标志物的抑制作用（结果见表11）

检测方法：ELISA 法检测 HBsAg、HBeAg、抗 HBe，华美生物工程公司生产的 ELISA 试剂盒，严格按照说明书由专人进行操作；斑点杂交法检测 HBV DNA，郑州曼格生物工程公司提供的试剂盒，严格按照说明书进行操作，并参照有关文献[5]。

表 11 两组乙肝病毒标志物的变化（%）

组别	HBsAg 阴转率	HBeAg 阴转率	抗 HBe 阳转率	HBV DNA 阴转率
治疗组	0/59	19/35（54.3%）▲	15/35（42.8%）▲	14/35（40%）▲
对照组	0/61	8/30（26.7%）	5/30（17%）	4/30（13.3%）

注：与对照组比较▲$P < 0.05$。

由上表情况反映出，治疗组在对 HBeAg 阴转、抗 HBe 阳转和 HBV DNA 阴转诸多方面，与对照组比较，均有显著性差异（$P < 0.05$），显示其有较好的抗乙肝病毒的作用，说明抗病毒药物在加入调节免疫治疗后或可能显示出更好的效果。

2.2　各组对肝功能生化指标的影响（结果见表 12）

检测方法：RIA

仪器：Technicon – RA1000 全自动生化分析仪

表 12　两组生化指标治疗前后比较（$\bar{x} \pm s$）

组别		ALT （μ/L）	TBiLi （μmol/L）	ALB （g/L）	GLB （g/L）	PTA （%）
治疗组	治疗前	249.68 ± 142.53	122.40 ± 48.88	30.56 ± 4.14	32.45 ± 3.89	60.99 ± 5.51
	治疗后	66.53 ± 17.33**	52.31 ± 23.33**▲▲	36.12 ± 3.02**▲▲	28.07 ± 3.77**▲▲	74.32 ± 6.06**▲
对照组	治疗前	219.16 ± 133.17	127.01 ± 32.44	33.11 ± 3.98	33.12 ± 3.14	62.15 ± 8.11
	治疗后	79.13 ± 20.01**	70.66 ± 23.12**	34.15 ± 3.87*	30.99 ± 2.08	69.55 ± 6.80

注：与治疗前比较 * $P < 0.05$、** $P < 0.01$；与对照组比较 ▲ $P < 0.05$、▲▲ $P < 0.01$。

由上表情况可以看出，就 ALT 而言，两组治疗前后的自身对比均有显著性差异（$P < 0.01$，但组间比较无统计学意义。对于 TBiLi，两组治疗前后的自身对比也均有统计学意义（$P < 0.01$），但治疗组与对照组比较，其降 TBiLi 作用更为明显，统计分析 $P < 0.01$。对于 ALB，治疗组和对照组各自自身前后对比也均有显著差异（$P < 0.01$ 和 $P < 0.05$），但组间比较，治疗组的效果尤为明显，统计结果 $P < 0.01$。另外，对于 GLB 和 PTA

两个生化指标，无论是自身比较还是与对照组比较，治疗组的改善情况显著（$P < 0.01$、$P < 0.01$ 和 $P < 0.01$、$P < 0.05$），而对照组治疗前后自身比较，无统计学差异。

2.3　各组对 HBV – YMDD 变异率的影响（结果见表13）

检测方法：PCR 法检测 HBV – YMDD 变异，深圳匹基公司生产 PCR 试剂盒（20090701），严格按照说明书由专人操作。

表13　两组 HBV – YMDD 变异率比较（%）

组别	3 个月	6 个月	12 个月
治疗组	1/59（1.69%）	2/59（3.38%）▲	6/59（10.16%）▲
对照组	2/61（3.27%）	8/61（13.11%）	13/61（21.31%）

注：与对照组比较▲$P < 0.05$。

同前所述，HBV 的耐药变异是 HBV 免疫逃避的表现之一，本观察旨在提示中药加味小柴胡汤对抗 HBV – YMDD 变异的影响。YMDD 是 DNA – P 结合底物 dNTP 合成 DNA 所必须的最重要序列，也是拉米夫定抗病毒治疗时经常出现变异的区域，随着用药时间延长，YMDD 分子中 M204V 变异，使病毒对拉米夫定的敏感性降低，耐药发生率也逐渐增高[6]。已知拉米夫定抗病毒治疗 1、2、3、4、5 年时，其耐药变异率分别为 24%、38%、49%、67% 和 70%。由上表可知，治疗组可明显降低 HBV – YMDD 变异率，与对照组比较，在治疗后的 6 个月和 12 个月时，均有统计学意义（$P < 0.05$），提示加味小柴胡汤可能降低 HBV – YMDD 变异率，防止 HBV 免疫逃避的发生。

3. 讨论

HBV 是一种高变异病毒，在慢性持续性感染的过程中自然变异，或在受到免疫压力下变异，从而逃避免疫监视[7]。HBV 的免疫逃避通常有两种表现形式。一是 HBV 在受到免疫压力或抗病毒药物压力的诱导下发生耐药基因突变，进而形成 HBV 的耐药变异株，变异株的产生是一种免疫逃避现象，是 HBV 的生物学特性或进化过程，从而使其能够不断复制和生存下来[8]。另一种表现为 HBV 整合，在慢性乙型肝炎的过程中，HBV DNA 可以整合到宿主（人肝细胞）染色体中，而整合后的 HBV DNA 则可以逃避免疫监视优先存活下来[9]。乙肝病毒的免疫逃避，使得 HBV 不断复制，从而形成慢性乙型肝炎。

一般来讲，抗 HBV 治疗可分为三个阶段。第一阶段是病毒复制的完全抑制，血清中 HBV DNA 检测不到；第二阶段是 HBeAg 血清学转换；第三阶段是 HBsAg 的血清学转换[10]。在后面的两个阶段中都有免疫系统在起清除病毒的作用，这也提示在抗病毒治疗过程中，随着 HBV 感染的痊愈，患者针对 HBV 的免疫系统也在恢复，而免疫状态明显影响临床抗病毒疗效，难怪有专家指出：[11]要真正清除乙肝病毒或持久控制乙肝，需要免疫调节治疗的参与，免疫调节治疗是将来乙肝治疗的发展方向。

小柴胡汤抗病毒及其调节免疫作用早已为研究者证实[12]，认为：①小柴胡汤提取物中含有能使巨噬细胞活化，增强 IL-2 的生成，从而有利于 γ-IFN 的生成，提高抗 HBV 能力；②增加自然杀伤细胞，激活淋巴杀伤细胞及巨噬细胞，产生抗 HBV 能力；③升高乙肝患者的辅助 T 细胞和 B 细胞，增加抗体产生，使血清转换率随之升高。本研究旨在探讨加味小柴胡汤对由拉米夫定治疗慢性乙型肝炎时导致 HBV-YMDD 变异的影响。结果提示：治疗组对乙肝病毒血清学转换、HBV 阴转率均比对照组效果明显，两者比较有统计学意义（$P < 0.05$）；而治疗组可以明显降低 HBV-YMDD 变异率，与对照组比较，在治疗后的 6 个月和 12 个月时，均有统计学意义（$P < 0.05$）。提示加味小柴胡汤可能通过调节或增强机体免疫功能、降低 HBV-YMDD 变异率，防止 HBV 免疫逃避的发生，增强抗病毒疗效。

参考文献

［1］森泽成司．免疫与汉方［J］．国外医学中医中药分册，1990；12（3）：14．

［2］刘中景，熊曼琪，张洪来．小柴胡汤抗鸭乙肝病毒的实验研究［J］．2000；20（11）：853－855．

［3］中华医学会．病毒性肝炎防治方案［J］．中华传染病杂志，2000；8（6）：324－325．

［4］中华中医药学会内科肝病专业委员会．病毒性肝炎中医辨证标准（试行）［J］．中医杂志，1992，33（5）：39－40．

［6］陈渊卿，顾健人，蒋惠秋，等．斑点杂交试验直接检测血清中乙型肝炎病毒DNA［J］．中华传染病杂志，1983；1（2）：63．

［7］中华医学会肝病分会，中华医学会感染病分会．慢性乙型肝炎防治指南［J］．中华预防医学杂志，2005（2）：136－140．

［8］中华医学会肝病分会，中华医学会感染病分会．慢性乙型肝炎防治指南［J］．中华预防医学杂志，2005（2）：136－140．

［9］任红．乙型肝炎病毒耐药管理的新观念［J］．国际肝病，2008，14（6）：3．

［10］彭文伟．传染病学［M］．四版．人民卫生出版社，1980，（5）：16．

［11］中华医学会肝病分会，中华医学会感染病分会．慢性乙型肝炎防治指南［J］．中华预防医学杂志，2005（2）：136－140．

［12］贾继东．核苷类似物停药需严密观察［J］．国际肝病．2008，14（6）：7．

［13］闻集普，姚昌绥，王伯祥，等．日本对小柴胡汤治疗慢性肝病的研究：疗效、机制与禁忌［J］．中西医结合肝病杂志，2004；14（6）：378－381．

六、加味小柴胡汤对乙型肝炎病毒转基因小鼠血清和肝组织中 HBV DNA 含量变化的影响

摘要　目的：观察加味小柴胡汤对 HBV 转基因小鼠血清和肝组织 HBV DNA 含量变化的影响。方法：36 只经筛选 HBV DNA 阳性的转基因小鼠随机分为 3 组，每组 12 只，中药治疗组给予加味小柴胡汤水煎剂，西药组给予拉米夫定，空白对照组给予生理盐水。观察治疗后各组实验动物血清和肝组织中 HBV DNA 含量的变化。结果：就血清 HBV DNA 含量变化而言，与治疗前比较，中药组与西药组均有显著性改善；而与空白组比较，中药组和西药组也均有显著性改善，但两者均以西药组的改善效果较为显著（$P < 0.05$；$P < 0.01$）。而就肝组织中 HBV DNA 含量变化而言，与空白组进行比较，中药组对 HBV DNA 含量无明显改善作用，而对 HBeAg 和 HBsAg 改善有显著优势（$P < 0.05$、$P < 0.01$）；而西药组则只对 HBV DNA 有显著影响（$P < 0.01$），对 HBsAg 和 HBeAg 的改善无显著表现。结论：加味小柴胡汤对 HBV 转基因小鼠血清 HBV DNA 含量有明显的改善作用；对肝组织中 HBsAg、HBeAg 也有明显改善作用；而对肝组织中的 HBV DNA 含量改善作用不明显。

关键词：加味小柴胡汤，HBV 转基因小鼠，HBV DNA 含量变化

Abstract：Objective：To investigate the effect of Modified Xiao Chai Hu Tang on HBV DNA levels in serum and liver tissue in transgenic mice model. Methods：36 transgenic mice with HBV DNA were randomized in three groups. chinese herb therapeutic groups include Modified Xiao Chai Hu Tang, western medicine group include lamivudine, control group include physiological saline. The HBV DNA levels of serum and liver tissue were detected after the transgenic mice treated with different medicines and physiological saline. **Results**: The HBV DNA levels of serum were significantly different in chinese herb groups and western medicine group before and after treatment ($P < 0.05$、$P < 0.01$). The HBV DNA levels of serum were significantly different in western medicine group and chinese herb therapeutic groups than control group while there was obviously improvement in Western medicine Group ($P < 0.01$). The HBV DNA levels of liver tissue were no significantly difference in chinese herb therapeutic groups than control groups and were obviously improvement in HBsAg and HBeAg ($P < 0.05$、$P < 0.01$). The HBV DNA levels of liver tissue were significantly difference in western medicine Group and no significantly different in HBsAg and HBeAg. **Conclusion**: The effect of Modified Xiao Chai Hu Tang on HBV DNA levels of serum and HBsAg、HBeAg of liver tissue have obviously improvement, while the HBV DNA levels of liver tissue were no significantly improvement in transgenic mice.

Key words: Modified Xiao Chai Hu Tang, transgenic mice, HBV DNA level

为进一步证实加味小柴胡汤抗 HBV 作用[1]，我们进行了加味小柴胡汤对转基因小鼠血清和肝组织中 HBV 含量变化的影响的实验研究工作。

1 材料与方法

1.1 实验动物

选择经筛选的血清 HBV DNA(+)转基因小鼠（HBVTGM）36 只（均为雄性）随机分为三组，HBVTGM 中药治疗组，

HBVTGM 西药对照组，HBVTGM 生理盐水对照组。每组各 12 只（广州空军医院肝病研究中心提供）。

1.2 药物治疗实验

中药组：加味小柴胡汤：柴胡 15g，黄芩 9g，半夏 9g，生姜 9g，炙甘草 9g，大枣 12g，人参 9g，黄芪 15g，虎杖 15g。

上述药物均常规煎煮，水浴浓缩至 2：1 比例，冰箱贮备。当小鼠 10 周龄时，每次经口灌服中药 0.5ml，2 次/日。

西药对照组：灌服拉米夫定（LAM，中国苏州葛兰素史克制药有限公司，批号 07030003），20mg/kg，每次 0.5ml，2 次/日。

空白对照组：给予生理盐水。4 周为一疗程，共两个疗程。

以上分别于治疗前、治疗后 4 周、8 周以及停药后 2 周摘除眼球取血，处死动物，迅速暴露腹腔，收集腹腔巨噬细胞，取下肝组织，于低温冰箱备用。

1.3 检测方法

（1）采用 Southern 印迹法筛选 HBV DNA 转基因小鼠。

（2）PCR 定量法检测实验小鼠血清 HBV DNA 含量。

HBV DNA 定量试剂盒系美国 Biotromcs 技术公司（批号：1000 - 902 - 1）提供。

HBV DNA（PCR）定性引物由中国科学院上海生物工程中心提供：引物 1 序列 5'- TGGCACTAGTAAACTGAGCC - 3'，引物 2 序列 5'- ACATCAGGATTCCTAGGACC - 3'

（3）斑点杂交法检测实验小鼠肝组织 HBV DNA 含量。

肝组织 DNA 的提取：肝脏剪碎，加入 PBS（m 肝脏：VPBS 溶液的比例 1：10），用玻璃匀浆器研磨成匀浆，1500r/min，弃上清，沉淀洗 2~3 次后加入冰水冷裂解液 [乙二胺四乙酸（EDTA）5 × 10mol/L，氯化钠（NaCl）0.01mol/L，Tris - HCl 0.01mmol/L，pH 7.5，十二烷基硫酸钠（SDS）2g/L] 作用

10min，然后以蛋白酶 K 消化，酚、氯仿抽提，乙醇沉淀，TE 溶解，脱氧核糖核酸酶（RNase）于37℃作用 1h 后，得到肝组织 DNA 溶解液，放于 -20℃ 冰箱备用。

DNA 提取试剂盒由中山医科大学迈康生物公司提供。

HBsAg 检测试剂盒、HBeAg 检测试剂盒由上海华泰生物工程实业有限公司提供。

采用酶联免疫检测仪（滤光片入为 490nm）测定放射自显影膜片杂交斑点的吸光度 A 值（OD 位），以此作为小鼠 HBV DNA 水平值。HBV DNA 抑制率计算公式：

$$抑制率 = \frac{给药前\,A\,值 - 给药后\,A\,值}{给药前\,A\,值} \times 100\%$$

1.4　统计学处理

采用 SPSS10.0 软件包进行统计分析，多组计量资料分析采用 One - way ANOVA，多重比较采用 LSD；多组等级资料的分析采用 Kruskal - Wallis 检验，两两比较采用 Nemenyi 法。

2. 结果（见表 14、表 15）

表 14　治疗前后小鼠血清 HBV DNA 含量的影响（$\bar{x} \pm s$）

组别	N	治疗前（$\times 10^4$）	治疗后（$\times 10^4$）
盐水组	12	5.94 ± 3.78	6.01 ± 3.12
西药组	12	5.24 ± 2.23	0.74 ± 0.51※※△△
中药组	12	6.12 ± 3.38	4.96 ± 1.88※△

与治疗前比较※$P < 0.05$，※※$P < 0.01$；与盐水组比较△$P < 0.05$，△△$P < 0.01$。

如表 14 显示，治疗前各组实验小鼠血清 HBV DNA 含量没有明显差别。治疗后，中药组与西药组实验小鼠 HBV DNA 含量与治疗前相比均有显著降低（$P < 0.05$，$P < 0.01$）。而治疗后与盐水组比较，西药组含量下降明显（$P < 0.01$），中药组虽然也有显著差异，但抑制 HBV DNA 效果不如西药（$P < 0.05$）。

表 15　治疗后肝组织 HBV DNA、HBsAg 和
HBeAg 含量的影响（$\bar{x} \pm s$）

组别	N	HBV DNA（OD 值）	HBsAg（OD 值）	HBeAg（OD 值）
盐水组	12	0.60 ± 0.36	2.85 ± 0.06	1.66 ± 0.07
西药组	12	0.28 ± 0.03 △△	2.65 ± 0.09	1.59 ± 0.09
中药组	12	0.50 ± 0.31	1.13 ± 0.03 △△※	1.43 ± 0.04 △※

与盐水组比较△$P < 0.05$；与盐水组比较△△$P < 0.01$；与西药组比较※$P < 0.05$。

如表 15 表示，与盐水组相比，中药组 HBV DNA 含量无显著性差异，而西药组差异显著（$P < 0.01$）。与盐水组和西药组比较，HBsAg 含量，中药组均有显著性差异（$P < 0.05$，$P < 0.01$）；与盐水组和西药组比较，中药组 HBeAg 含量也有显著性差异（$P < 0.05$，$P < 0.05$）。而西药组与盐水组比较，其 HBsAg 和 HBeAg 含量均无显著性差异。说明在调节免疫方面，中药作用比西药明显。

3. 讨论

1985 年 Chisari[1] 等和 Babinet[2] 等领导的研究小组率先采用受精卵显微注射法建立 HBV 转基因小鼠，为乙型肝炎的深入研究开辟了新路。其基本方法是将事先经纯化修饰等手段处理过的整个 HBV 基因或其中某一片段注入小鼠单细胞受精卵的雄原核、再植入假孕母体，足月后产生的小鼠经鉴定若能复制、转录和表达 HBV 基因，待成年后便可与遗传背景相同的正常小鼠交配建立纯系，其子代中那些能复制、转录和表达 HBV 基因的小鼠，即为可供研究之用的 HBV 转基因小鼠。90 年代我国也开始 HBV 转基因小鼠模型研制工作并获得成功[3]，目前转基因 HBV 小鼠模型已经在我国初步建立，上海肿瘤研究所、第二军医大学、广州空军医院肝病研究所皆成功地用上述方法复制成功 HBV 转基因小鼠。

HBV 转基因小鼠模型有以下优势。

（1）基因小鼠高水平复制 HBV，产生基因产物，发生的肝脏病变与人 HBV 感相似，从而使研究模型更接近临床。

（2）小鼠遗传背景清楚，易于控制，试验结果可信，且饲养容易，适用科研。

（3）可以从个体水平观察人 HBV 单个或多个基因的整合与表达，以及肝脏的病理过程为研究 HBV 致病机制研究开辟新领域，从而为药物筛选展示十分广阔的前景。

小柴胡汤（SST）又称小柴胡制剂和 XCHT，在中国和日本被广泛地用来治疗病毒性肝炎。在日本，小柴胡汤是汉方方剂中治疗病毒性肝炎利用率最高的方剂之一[4]。到 20 世纪末，日本已有 150 万患者用过小柴胡汤。在过去 10 年间，小柴胡汤是日本科学及药学会研究的最广泛的中草药，除了用日文发表的大量文献，还有超过 100 篇的英文文献公开发表。对其治疗病毒性肝炎进行了大量的临床及实验研究，取得不少可喜的进展。

为进一步证实小柴胡汤对 HBV DNA 的治疗作用，我们在前期工作的基础上[5]进行了该实验研究。本实验结果提示：加味小柴胡汤对实验动物血清 HBV DNA 含量及其肝组织病毒标志物均有明显抑制作用，与盐水组和西药组比较有显著差异（$P < 0.05$、$P < 0.01$），加味小柴胡汤有一定抗病毒作用。

参考文献

[1] CHISARI F V, PINKERT C A, MILICH D R, et al. Atransgenic mouse model of the chronic hepatitis B sur – face antigen carrier state [J]. Science, 1985, 230: 1157 – 1160.

[2] BABINET C, FARZA H, MORELLO D, et al. Specificexpression of hepatitis B surface antigen（HBsAg）in trangenic mice [J]. Science, 1985, 230: 1160 – 1163.

［3］成国祥，等．人工型肝炎病毒全基因组转基因小鼠．南京师范大学学报：自然科学版，1995，18（Supp 1）：129 - 135.

［4］闻集普，姚昌绶，王伯祥．日本对小柴胡汤治疗慢性肝病的研究：疗效、机制与禁忌［J］．中西医结合肝病杂志，2004，14（6）：378 - 381.

［5］刘中景，熊曼琪，张洪来．小柴胡汤抗鸭乙肝病毒的实验研究［J］．中国中西医结合杂志，2000，20（11）：853 - 855.

七、加味小柴胡汤对 HBV 转基因小鼠 MHC 分子表达的影响

摘要 **目的**：观察加味小柴胡汤对 HBV 转基因小鼠 MHC 分子表达的影响。**方法**：36 只经筛选 HBV DNA 阳性的转基因小鼠随机分为 3 组，每组 12 只，中药治疗组给予加味小柴胡汤水煎剂，西药组给予拉米夫定，空白对照组给予生理盐水。分别检测其给药后组织 MHC Ⅰ 和巨噬细胞 MHC Ⅱ 分子的表达。**结果**：中药组和空白对照组比较，其 MHC Ⅰ、MHC Ⅱ 表达显著升高（$P < 0.01$）；中药组和西药组比较，其 MHC Ⅰ 和 MHC Ⅱ 表达也显著升高（$P < 0.05$）。**结论**：加味小柴胡汤能显著提高 HBV 转基因小鼠 MHC 抗原分子表达。

关键词：加味小柴胡汤，HBV 转基因小鼠，MHC 分子表达

Abstract：**Objective**：To investigate the effect of Modified Xiao Chai Hu Tang on the expression of MHC molecules in HBV transgenic mice. **Methods**：36 transgenic mice with HBV DNA were randomized in three groups. Chinese herb therapeutic groups include Modified Xiao Chai Hu Tang, Western medicine group include lamivudine, Control group include physiological saline. The expression of MHC Ⅰ and macrophage MHC Ⅱ molecules were detected in after the transgenic mice treated with different medicines. **Results**：The expression of MHC Ⅰ and MHC Ⅱ were significantly different in chinese herb groups than physiological saline group（$P < 0.01$）. The expression of MHC Ⅰ and MHC Ⅱ were significantly different in chinese herb groups than western medicine group（$P < 0.05$）. **Conclusion**：The effect of Modified Xiao Chai Hu Tang on the expression of MHC antigen were obviously improvement in HBV transgenic mice.

Keywords：Modified Xiao Chai Hu Tang，HBV transgenic mice，MHC molecules

研究表明[1]乙肝病毒通过下调 MHC 抗原分子的表达，从而逃避免疫监视，得以不断复制，导致乙型肝炎慢性持续性感染。本研究工作拟从加味小柴胡汤对 MHC 分子的表达的影响，揭示其抗乙肝病毒的作用机制。

1. 材料与方法

1.1　实验动物

选择经筛选的血清 HBV DNA（＋）转基因小鼠（HBVTGM）36 只（均为雄性）随机分为三组，每组各 12 只（广州空军医院肝病研究中心提供）。

HBVTGM 中药治疗组；HBVTGM 西药对照组；HBVTGM 生理盐水对照组。

1.2　药物治疗实验

中药组：加味小柴胡汤：柴胡 15g，黄芩 9g，半夏 9g，生姜 9g，炙甘草 9g，大枣 12g，人参 9g，黄芪 15g，虎杖 15g。

上述药物均常规煎煮，水浴浓缩至 2∶1 比例，冰箱贮备。当小鼠 10 周龄时，每次经口灌服中药 0.5ml，2 次/日。

西药对照组：灌服拉米夫定（LAM，中国苏州葛兰素史克制药有限公司，批号 07030003），20mg/kg，每次 0.5ml，2 次/日。

空白对照组：给予生理盐水。

4 周为一疗程，共两个疗程。

以上分别于治疗前、治疗后 4 周、8 周以及停药后 2 周摘除眼球取血，处死动物，迅速暴露腹腔，收集腹腔巨噬细胞，取下肝组织，于低温冰箱备用。

1.3　检测方法

（1）免疫组化法检测小鼠肝组织 MHC I 分子表达

试剂：MHC I 单克隆抗体 H－2D^d,（Purified 0.5mg 06131D），由美国 Pharmingen 公司提供；SP（链霉菌抗生物素蛋白－过氧化酶鼠组织免疫组化染色超敏）试剂盒，购于福建迈新生物技术公司。具体检测方法采用 SP 法（严格按照 SP 法说明书进行）。

结果判定：采用免疫组织化学定量研究，计算"阳性区域面积"（采用图像分析法）[2]：用 MIAS－300 计算机图像分析系统通过光学显微镜放大 400 倍，输入图像分析系统内，对图像进行灰度变换，使染色阳性面积与背景分开，进行自动测量。每只鼠取 4 张切片随机选 5 个视野，5 个视野测试面积作为包容空间（或参考空间），将 MHC I（OX6）的阳性面积除以包容空间，取其均值，作为"阳性区域面积"值。

（2）流式细胞仪技术检测小鼠巨噬细胞 MHC II 分子的表达

腹腔巨噬细胞的制备：在收获细胞 3 天前，给小鼠腹腔注射 10% 巯基乙酸钠 1ml，实验时，颈椎脱臼处死小鼠，用 10% 酒精消毒腹壁皮肤，暴露腹膜，腹腔内注入 5ml 预冷的（4℃）灌洗液 PBS，轻揉腹膜 3~4min，从左肋部进针至脾后，慢慢抽吸细胞悬液 4~4.8ml，4℃ 离心，弃上清，用以上缓冲液洗涤 3 次，加入 PBS 于 37℃ 5% CO_2 孵箱中，孵育 1h，洗弃悬浮细胞，吸取悬液，在细胞计数板上计数，将浓度调到每毫升 2×10^7，放置 4℃ 冰箱待用。

试剂：MHC II 单克隆抗体 I－A^b，（PE 0.1mg 06355A），由美国 Pharmingen 公司提供。

仪器：流式细胞仪（FACS）美国 Becton Dickinson 公司生产；20PR－520 自动冷冻离心机；（Hitachi）Z－230MR 微型离心机（Hermle）。

方法：将荧光素标记的 Ia 单抗 1ug（约 5ul）与 1×10^6 巨噬细胞共悬于 50ul 磷酸盐缓冲液中，在 4℃ 暗室中共孵育 30min 后，用磷酸盐缓冲液洗 3 遍，除去游离的单克隆抗体，加入 4ml 的 2% 多聚甲醛固定，置于 4℃ 冰箱待用。上机前，离心（250g×10min），弃固定液，加 0.5~1ml PBS 混匀，经流式细胞仪检测荧光强度，以检测 MHC Ⅰa 的抗原表达。

结果判定：根据荧光强度的百分比绘图判断结果。

1.4 统计学处理

采用 SPSS10.0 软件包进行统计分析，多组计量资料分析采用 One-way ANOVA，多重比较采用 LSD；多组等级资料的分析采用 Kruskal-Wallis 检验，两两比较采用 Nemenyi 法。

2. 实验结果（表 16）

表 16　对实验小鼠 MHC 抗原系统表达的影响（$\bar{x} \pm s$）

组别	N	MHC Ⅰ	MHC Ⅱ
盐水组	12	5.37 ± 3.42	64.16 ± 6.46
西药组	12	$8.97 \pm 3.35^{\triangle}$	$73.44 \pm 4.53^{\triangle}$
中药组	12	$15.01 \pm 6.23^{\triangle\triangle*}$	$88.66 \pm 6.57^{\triangle\triangle*}$

与盐水组比较 $\triangle P < 0.05$；$\triangle\triangle P < 0.01$。与西药组比较 $* P < 0.05$。

由上表可知，就实验动物 MHC Ⅰ 的表达，中药组与空白组比较，有显著差异（$P < 0.01$）；与西药组比较，也有显著性差异（$P < 0.05$）。而对于实验动物 MHC Ⅱ 的表达，中药组与空白组及西药组比较，分别也有显著差异（$P < 0.01$）。而西药组与空白组比较，其对 MHC Ⅰ 和 MHC Ⅱ 也分别有显著差异（$P < 0.05$）

3. 讨论

CTL 对受 HBV 感染的肝细胞的攻击，需要在肝细胞表面有人类主要组织相容抗原复合物（MHC）的表达[3]。人类 MHC 根据其抗原分布、化学结构和功能分为三类，其中Ⅰ类分子广泛分布于有核细胞、血小板及网织细胞表面，其免疫功能为"自我"与"非我"的识别标志；Ⅱ类分子主要分布于B淋巴细胞、单核细胞、树突状细胞、血管内皮细胞及激活的T细胞表面，其主要功能是调节免疫反应；Ⅲ类分子即补体成分。

　　CTL细胞在杀伤体内受病毒感染的肝细胞时受自身MHCⅠ分子的制约，即受感染的肝细胞膜上由于存在HBcAg和MHCⅠ类抗原的双重表达，才能被CTL识别，而导致肝细胞溶解；同时，这种免疫反应还需要辅助性T细胞（Th）的协助，而Th细胞的激活又需要同时有MHCⅡ和病毒的表达，即Th细胞通过表面MHCⅡ类受体与B细胞上表达的HBsAg、HBcAg及MHCⅡ类抗原相结合而被激活，并反过来促进B细胞释放抗–HBs而达到清除HBV的效果。由此可见，如果MHCⅠ、MHCⅡ抗原表达不足，CTL就不能全部、彻底清除病毒，从而使HBV从一部分肝细胞中释放出来，再感染其他肝细胞，如此往复，使病情呈慢性持续发展状态。

　　近年来研究显示[4]，HBV持续感染的免疫逃避与中医学"正虚邪恋"病机存在密切关系，因而主张治疗慢性乙型肝炎应从"扶正祛邪"，调节机体免疫，提高机体免疫对病毒的监视。小柴胡汤抗HBV作用已为研究工作证实[5]并有报告：①小柴胡汤提取物能使巨噬细胞活化、增加自然杀伤细胞，激活淋巴杀伤细胞及巨噬细胞，产生抗HBV能力；②升高乙肝患者的辅助T细胞和B细胞，增加抗体产生，使血清转换率随之升高。

　　本实验结果提示，加味小柴胡汤能明显提高MHC系统的表达，从而激活机体免疫功能，进而实现对HBV复制的清除抑制作用。

参考文献

［1］熊一力，刘光泽，贾彦征，等 . HBV 转基因小鼠免疫耐受机制的实验研究［J］. 世界华人消化杂志，2002，10（6）：423 – 425.

［2］于盖芝，曹雪涛，雷虹，等 . 腺病毒介导的细胞基因转染对小鼠巨噬细胞功能的影响［J］. 中华医学杂志，1996，76（7）：493 – 496.

［3］吴健林，曾志励，吴继周，等 . 乙肝病毒感染患者外周血 T 淋巴细胞亚群分析［J］. 广西医科大学学报，2008，（2）：11 – 13.

［4］刘华宝 . 雪蟾汤治疗慢性乙型肝炎 41 型［J］. 陕西中医，2006，（1）：33 – 35.

［5］闻集普，姚昌绥，王伯祥，等 . 日本对小柴胡汤治疗慢性肝病的研究：疗效、机制与禁忌［J］. 中西医结合肝病杂志，2004，14（6）：378 – 381.

八、加味小柴胡汤对 HBV 转基因小鼠 IL-12、IL-4、IFN-rmRNA 表达的影响

摘要 **目的**：通过实验研究观察加味小柴胡汤对 HBV 转基因小鼠 IL-12、IL-4、IFN-rmRNA 表达的影响。**方法**：36 只经筛选 HBV DNA 阳性的转基因小鼠随机分为 3 组，每组 12 只，中药治疗组给予加味小柴胡汤水煎剂，西药组给予拉米夫定，空白对照组给予生理盐水，观察各组实验动物血清和肝组织中 IL-12、IL-4、IFN-mRNA 活性的变化情况。**结果**：对 IL-12、IL-4 活性的影响，与盐水组和西药组比较，给药后中药组 IL-12 明显升高，而 IL-4 显著降低，有统计学意义（$P < 0.01$、$P < 0.05$）；而对 IFN-rmRNA 的表达，与盐水组和西药组比较，中药组有显著统计学意义（$P < 0.01$、$P < 0.01$）。**结论**：加味小柴胡汤有明显的调节和改善 HBV 转基因小鼠 IL-12、IL-4、IFN-rmRNA 活性作用。

关键词：加味小柴胡汤，HBV 转基因小鼠，IL-12、IL-4、IFN-rmRNA 表达

Abstract：**Objective**：To investigate the effect of Modified Xiao Chai Hu Tang on the expression of IL-12、IL-4 and IFN-rmRNA in HBV DNA positive transgenic mice. **Methods**：36 transgenic mice with HBV DNA were randomized in three groups, Chinese herb therapeutic groups include Modified Xiao Chai Hu Tang, western medicine group include lamivudine, Control group include physiological saline. The expression of IL-12、IL-4 and IFN-rmRNA were detected in transgenic mice serum and liver tissue. **Results**：The expression of IL-12 were obvious improvement and IL-4 were significantly reduction in chinese herb groups than western medicine group and physiological saline group（ $P < 0.01$、$P < 0.05$ ）. The expression of IFN – rmRNA were significantly different in chinese herb groups than western medicine group and physiological saline group（ $P < 0.01$、$P < 0.05$ ）. **Conclusion**：The effect of Modified Xiao Chai Hu Tang on the expression of IL – 12、IL – 4 and IFN – rmRNA were obviously improvement in transgenic mice.

Keywords：Modified Xiao Chai Hu Tang，transgenic mice，expression of IL – 12、IL – 4 、IFN – rmRNA

已有研究证实[1]小柴胡汤治疗病毒性肝炎，主要通过增强或调节机体的免疫状态，实现其抗 HBV 的目的。本研究拟通过实验研究进一步观察其增强或调节免疫功能的作用机制。

1. 材料与方法

1.1 实验动物

选择经筛选血清 HBV DNA（ + ）转基因小鼠（HBVTGM）36 只（均为雄性）随机分为三组，每组各 12 只（广州空军医院肝病研究中心提供）。

HBVTGM 中药治疗组；HBVTGM 西药对照组；HBVTGM 生理盐水对照组。

1.2 药物治疗实验

中药组：加味小柴胡汤：柴胡 15g，黄芩 9g，半夏 9g，生姜 9g，炙甘草 9g，大枣 12g，人参 9g，黄芪 15g，虎杖 15g。

上述药物均常规煎煮，水浴浓缩至 2：1 比例，冰箱贮备。当小鼠 10 周龄时，每次经口灌服中药 0.5ml，2 次/日。

西药对照组：灌服拉米夫定（LAM，中国苏州葛兰素史克制药有限公司，批号 07030003），20mg/kg，每次 0.5ml，2 次/日。

空白对照组：给予相同剂量生理盐水。

4周为一疗程，共两个疗程。

以上分别于治疗前及停药后2周摘除眼球取血，处死动物，迅速暴露腹腔，收集腹腔巨噬细胞，取下肝组织，于低温冰箱备用。

1.3　检测方法

（1）双抗体夹心法 ABC - ELISA 法检测实验小鼠血清中 IL -12 和 IL -4 活性

IL -12、IL -4ELISA 试剂盒由武汉博士德生物技术公司提供，均按试剂盒说明书进行。

（2）RT - PCR 检测实验小鼠肝组织 IFN - rmRNA 表达量

RNA 提取：小鼠肝组织匀浆后离心取上清，TRIZOL 一步法提取 RNA。

引物设计：根据文献合成 IFN - γ 寡核苷酸引物（上海生工生物工程公司）。上游 5' - GAG GAA AAC ATT AAG AAG GGC AAA -3'，下游 5' - CGG CAC AGG TCT TGA TGA -3'，用这对引物可扩增出长度为 238bP 的 cDNA 片段。

RT - PCR 反应：采用 Titan TMOne Tube RT - PCR 试剂盒（美国 Roche 公司产品）。PCR 仪为为美国 BIOMETRA 产品。按说明书进行操作，细胞总 RNA 反应量均为 1ug，总反应体积为 50ul。反应条件为：①cDNA 的合成和预变性：50℃ 30min，94℃ 2min；②PCR 扩增：94℃ 45s，60℃ 30s，72℃ 1min 共 25 个循环；③循环完毕后 72℃ 延伸 10min。

PCR 产物检测和分析：取 2.5ul PCR 产物进行 2% 琼脂糖凝胶电泳 40min，紫外灯下照相，用图像分析处理系统进行灰度扫描，EB 染色，凝胶图象分析系统观察结果。

1.4　统计学处理

采用 SPSS10.0 软件包进行统计分析，多组计量资料分析采用 One - way ANOVA，多重比较采用 LSD；多组等级资料的分析采用 Kruskal - Wallis 检验，两两比较采用 Nemenyi 法。

2. 实验结果（见表 17、表 18、图 6）

表 17　对实验小鼠 IL－12、IL－4 活性的影响（$\bar{x} \pm s$）

组别	N	IL－12（pg/ml）	IL－4（pg/ml）
盐水组	12	22.63 ± 1.06	46.73 ± 6.06
西药组	12	24.12 ± 4.01	39.12 ± 9.13 △
中药组	12	28.55 ± 6.11 △△※	22.43 ± 11.12 △△※※

与盐水组比较△$P < 0.05$；与盐水组比较△△$P < 0.01$；与西药组比较※$P < 0.05$；与西药组比较※※$P < 0.01$。

表 17 显示，与盐水组和西药组比较，治疗后中药组 IL－12 明显升高，而 IL－4 显著降低，均有统计学意义（$P < 0.01$，$P < 0.05$）；西药组与盐水组比较，其降低 IL－4 表达也有统计学意义（$P < 0.05$）。但免疫调节作用不如中药组。

表 18　对实验小鼠 IFN－γmRNA 表达的影响（$\bar{x} \pm s$）

组别	N	IFN－γ mRNA
盐水组	12	0.26 ± 0.02
西药组	12	0.25 ± 0.03
中药组	12	0.64 ± 0.02 △△※※

与盐水组比较△△$P < 0.01$；与西药组比较※※$P < 0.01$。

表 18 显示，与盐水组和西药组比较，中药组均能显著提高 IFN－γmRNA 的表达（$P < 0.01$）；而西药组对 IFN－γmRNA 表达作用不明显，与盐水组比较无统计学意义。

3. 讨论

自 20 世纪 70 年代以来，小柴胡汤及其化裁方治疗慢性病毒性肝炎已经愈来愈为国内外学者所瞩目，并从临床、实验、药理

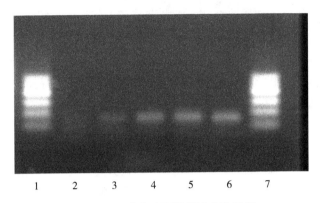

图6　PCR产物琼脂糖凝胶电泳图像

Marker 由上至下分别为 100、200、300、400、500、600bp，目的产物为 201bp。第 1、7 道为 Marker，2 道为生理盐水组，3 道为西药组，4、5、6 道为中药组。

等诸方面进行了大量研究，在肯定其治疗慢性乙型肝炎的疗效的同时，认为其作用机制在于：①活化巨噬细胞，促进 IL-12 等的产生，进而提高抗体的产生；②诱导干扰素作用；③肝细胞直接的保护作用；④抗炎作用。提示其对于免疫功能低下状态的慢性肝炎，具有增强免疫功能、调节免疫状态，从而促进病毒的排除，达到"免疫激活疗法"的目的[2]。也就是中医认为的扶正祛邪、疏利肝胆、和解少阳等功效。

目前普遍认为，Th1/Th2 细胞失调可能是 HBV 感染慢性化机制之一[3]。Th1 类细胞因子（如 IL-12、IFN-γ）占优势，将促进细胞免疫，提示机体抗病毒能力的提高；Th2 类细胞因子（如 IL-4）占优势，将抑制细胞免疫，机体清除病毒能力下降，使病毒逃避了 CTL 的杀伤，导致病毒持续感染[4]。IFN-γmRNA 是 Th1 细胞主要分泌的一种细胞因子，可以抑制病毒复制，促进细胞毒性 T 淋巴细胞对 HBV 的杀伤，调动宿主对 HBV 细胞免疫，提高抗病毒能力[5]。

本研究工作用小柴胡汤加黄芪扶正益气、虎杖解毒除湿，观察其对 HBV 转基因小鼠免疫调节作用的影响。实验结果提示：加味小柴胡汤具有很好的调节 IL-12 和 IL-4 活性、增强 IFN-rmRNA 表达的功效，说明其可能通过增强和调节特异性免疫功能达到抗 HBV 的目的。

参考文献

[1] 雨谷荣，王文健. 从药理和药化探讨小柴胡汤：免疫调节作用 [J]. 国际医学中医中药分册，1990 (4)：12-16.

[2] 森泽成司. 免疫与汉方 [J]. 国外医学中医中药分册，1990；12 (3)：14.

[3] XING T, ZHANG L, LU Q, et al. Th1/Th2 type cytokines in hepatitis B patients treated with interferon - alpha [J]. Chinese Medlical Journal, 2001, 114 (9)：921-924.

[4] VINGERHOETS J, MICHIELSEN P, VANHAM G, et al. HBV - specific lymphoproliferative and cytokine responses in patients with chronic hepatitis B [J]. Journal of Hepatology, 1998, 28 (1)：8-16.

[5] PENNA A, DEL PRETE G, CAVALLI A, et al. Predominant T - helper 1 cytokine profile of hepatitis Bvirus nucleocapsid - specific T cells in acute self - limited hepatitis B [J]. Hepatology, 1997, 25 (4)：1022-1027.

参考文献

［1］陈国桢. 内科学［M］. 二版. 北京：人民卫生出版社，1984.

［2］武忠弼. 病理学［M］. 二版. 北京：人民卫生出版社，1986.

［3］于淑英. 病毒性肝炎多系统损害［J］. 陕西医学杂志，1992，21（6）：352－354.

［4］王占用，孙国良，藏佩凡，等. 丙型肝炎病例的随访观察［J］. 临床肝胆病杂志，1993，9（1）：42－43.

［5］王树声，李艳萍，李荣成，等. 乙型肝炎基因工程疫苗阻断乙型肝炎病毒母婴传播的临床研究［J］. 中华实验和临床病毒学杂志，1995，9（2）：132－134.

［6］仝文斌，张春英，陶其敏，等. 治疗性疫苗治疗慢性乙型肝炎研究新进展［J］. 临床肝胆病杂志，1998，14（2）：71－73.

［7］史宇广，单书键. 当代名医临证精化［M］. 北京：中医古籍出版社，1983.

［8］朱建国. 乙型肝炎基因工程疫苗研究新进展［J］. 广西医学，1998，20（2）：243－246.

［9］李庶心，胡文祥. 防治慢性肝炎药物使用现状及研究进展［J］. 中国新药杂志，1996，5（6）：401－406.

［10］沈吉云，燕忠生，赵淑媛. 肝纤维化中医药临床研究新进展［J］. 中国中西医结合消化杂志，1996，41（1）：60－63.

［11］周芝芬，苏佩敏. 仍盛合并病毒性肝炎454例临床分析［J］. 江苏医药，1994，20（6）325－326.

［12］王爱霞，张定凤. 拉米夫定临床应用指导意见［J］. 中华肝脏病杂志，2000（4）：249－250.

［13］郝飞. 甘草酸国外研究新进展［J］. 中国药房，2001（8）：500－501.

［14］姚光弼.上海市1988年甲型病毒性肝炎学术报告会概况介绍［J］.临床肝胆病学杂志,1988,1（1）：22-24.

［15］骆抗生.乙型肝炎基础和临床［M］.北京：人民卫生出版社,1996.

［16］赵志新,邓连贤,黄桂梅.老年病毒性肝炎160例临床特点分析［J］.中山医科大学学报,1997,12（4）：285-287.

［17］彭文伟.传染病学［M］.四版.北京：人民卫生出版社,1996.

［18］翟琪,孙惠敏,希尔娜衣,等.新疆戊型肝炎439例临床及部分病理、免疫组化研究［J］.临床肝胆病杂志,1994,10（2）：75-77.

［19］干扰素治疗慢性乙型肝炎专家讨论组.干扰素治疗慢性乙型肝炎专家建议［J］.中华传染病杂志,2007,25（10）：193-200.

［20］徐东平,周先志.核苷类似物治疗慢性乙型肝炎耐药研究进展［J］.传染病信息,2007,20（2）：68-70.

［21］中华医学会传染病与寄生虫学分会,中华医学会肝病分会.病毒性肝炎防治方案［J］.中华肝脏病杂志,2000,8（6）：324-329.

［22］中华医学会肝病学分会,中华医学会感染学分会.慢性乙型肝炎防治指南［J］.中华预防医学杂志,2005（2）：136-140.

［23］中华医学会肝病学分会,中华医学会感染学分会.丙型肝炎防治指南［J］.中华肝脏病杂志,2004（4）：7-11.

［24］中国台湾大学CHEN G T,等.HBV DNA水平与肝细胞癌发病率相关［J］.中国医学论坛报,2005（8）：25.

［25］美国Fox chase癌症中心CHEN G,等.病毒载量是HBV感染者发生肝脏疾病的预测指标［J］.中国医学论坛报,2005（8）：25.

［26］慢性乙型肝炎抗病毒治疗专家共识专家委员会.慢性乙型肝炎抗病毒治疗专家共识［J］.中华实验和临床感染病杂志,2010,4（1）：82-91.

［27］庄辉,翁心华.核苷（酸）类似物抗病毒治疗慢性乙型肝炎的优化策略［J］.临床肝胆病杂志,2011（4）：340-342.

［29］慢性病毒性肝炎患者干扰素α治疗不良反应临床处理专家委员会.慢性病毒性肝炎患者干扰素α治疗不良反应临床处理专家共识.中华实验和临床感染病杂志,2014,8（1）：96-101.